"十二五"职业教育国家规划立项教材

国家卫生和计划生育委员会"十二五"规划教材

全国中等卫生职业教育教材

U0304096

供眼视光与配镜专业用

眼镜质检与调校技术

主　编　付春霞

副主编　谭书贞　陈林兴

编　者（以姓氏笔画为序）

　　　　王　颖（北京市商业学校）

　　　　付春霞（广州市商贸职业学校）

　　　　成浩琳（上海拜诺视觉科技有限公司）

　　　　陈林兴（中山大学中山眼科中心）

　　　　钟小华（宝岛眼镜公司）

　　　　谭淑贞（济宁职业技术学院）

秘　书　王　健（广州市商贸职业学校）

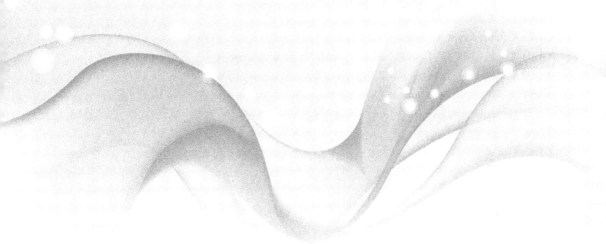

人民卫生出版社

图书在版编目（CIP）数据

眼镜质检与调校技术/付春霞主编.—北京：
人民卫生出版社,2015
　ISBN 978-7-117-21467-4

　Ⅰ.①眼…　Ⅱ.①付…　Ⅲ.①眼镜检法-中等专业学
校-教材　Ⅳ.①R778.2

中国版本图书馆 CIP 数据核字（2015）第 237354 号

人卫社官网	www.pmph.com	出版物查询，在线购书
人卫医学网	www.ipmph.com	医学考试辅导，医学数据库服务，医学教育资源，大众健康资讯

眼镜质检与调校技术

主　　编:付春霞
出版发行:人民卫生出版社　（中继线 010-59780011）
地　　址:北京市朝阳区潘家园南里 19 号
邮　　编:100021
E－mail: pmph @ pmph. com
购书热线:010-59787592　010-59787584　010-65264830
印　　刷:北京铭成印刷有限公司
经　　销:新华书店
开　　本:787×1092　1/16　印张:13
字　　数:324 千字
版　　次:2016 年 2 月第 1 版　2021 年 8 月第 1 版第 3 次印刷
标准书号:ISBN 978-7-117-21467-4/R·21468
定　　价:34.00 元

打击盗版举报电话:**010-59787491　E -mail:WQ @ pmph. com**
（凡属印装质量问题请与本社市场营销中心联系退换）

出版说明

　　为全面贯彻党的十八大和十八届三中、四中、五中全会精神,依据《国务院关于加快发展现代职业教育的决定》要求,更好地服务于现代卫生职业教育快速发展的需要,适应卫生事业改革发展对医药卫生职业人才的需求,贯彻《医药卫生中长期人才发展规划(2011—2020年)》《现代职业教育体系建设规划(2014—2020年)》文件精神,人民卫生出版社在教育部、国家卫生和计划生育委员会的领导和支持下,按照教育部颁布的《中等职业学校专业教学标准(试行)》医药卫生类(第二辑)(简称《标准》),由全国卫生职业教育教学指导委员会(简称卫生行指委)直接指导,经过广泛的调研论证,成立了中等卫生职业教育各专业教育教材建设评审委员会,启动了全国中等卫生职业教育第三轮规划教材修订工作。

　　本轮规划教材修订的原则:①明确人才培养目标。按照《标准》要求,本轮规划教材坚持立德树人,培养职业素养与专业知识、专业技能并重,德智体美全面发展的技能型卫生专门人才。②强化教材体系建设。紧扣《标准》,各专业设置公共基础课(含公共选修课)、专业技能课(含专业核心课、专业方向课、专业选修课);同时,结合专业岗位与执业资格考试需要,充实完善课程与教材体系,使之更加符合现代职业教育体系发展的需要。在此基础上,组织制订了各专业课程教学大纲并附于教材中,方便教学参考。③贯彻现代职教理念。体现"以就业为导向,以能力为本位,以发展技能为核心"的职教理念。理论知识强调"必需、够用";突出技能培养,提倡"做中学、学中做"的理实一体化思想,在教材中编入实训(实验)指导。④重视传统融合创新。人民卫生出版社医药卫生规划教材经过长时间的实践与积累,其中的优良传统在本轮修订中得到了很好的传承。在广泛调研的基础上,再版教材与新编教材在整体上实现了高度融合与衔接。在教材编写中,产教融合、校企合作理念得到了充分贯彻。⑤突出行业规划特性。本轮修订紧紧依靠卫生行指委和各专业教育教材建设评审委员会,充分发挥行业机构与专家对教材的宏观规划与评审把关作用,体现了国家卫生计生委规划教材一贯的标准性、权威性、规范性。⑥提升服务教学能力。本轮教材修订,在主教材中设置了一系列服务教学的拓展模块;此外,教材立体化建设水平进一步提高,根据专业需要开发了配套教材、网络增值服务等,大量与课程相关的内容围绕教材形成便捷的在线数字化教学资源包,为教师提供教学素材支撑,为学生提供学习资源服务,教材的教学服务能力明显增强。

人民卫生出版社作为国家规划教材出版基地,有护理、助产、农村医学、药剂、制药技术、营养与保健、康复技术、眼视光与配镜、医学检验技术、医学影像技术、口腔修复工艺等 24 个专业的教材获选教育部中等职业教育专业技能课立项教材,相关专业教材根据《标准》颁布情况陆续修订出版。

眼视光与配镜专业编写说明

为全面贯彻党的十八大和十八届三中、四中、五中全会精神,依据《国务院关于加快发展现代职业教育的决定》要求,更好地服务于现代卫生职业教育快速发展的需求,适应卫生事业改革发展和对眼视光与配镜技术职业人才的需求,贯彻《医药卫生中长期人才发展规划(2011—2020年)》《现代职业教育体系建设规划(2014—2020年)》文件精神,人民卫生出版社在教育部、国家卫生和计划生育委员会(简称"卫计委")的指导和领导下,按照教育部颁布的《全国中等职业学校眼视光与配镜专业教学标准》(简称《标准》),由全国验光与配镜职业教育教学指导委员会(简称"行指委")直接指导下,经过广泛的调研论证,成立了全国中等职业学校眼视光与配镜专业教材建设评审委员会,启动了全国中等职业学校眼视光与配镜专业第二轮规划教材修订工作。

为了全方位启动本教材的建设工作,经过了一年多调研,在卫计委和验光与配镜行指委的领导下,于2015年4月正式启动了本轮教材的编写工作。本轮教材的编写得到了广大眼视光中职院校的支持,涵盖了14个省市、自治区、直辖市及特区,28所院校及企业,共约60位专家、教师参与编写,充分体现了教材覆盖范围的广泛性,以及校企结合、工学结合的理念。

本轮眼视光与配镜技术专业规划教材与《标准》课程结构对应,含专业核心课和专业选修课。专业核心课教材共6种,将《标准》中的验光实训和定配实训内容分别并入《验光技术》和《定配技术》教材中;考虑到眼视光与配镜技术专业各中职院校教学情况的差别,以及各选修课的学时数量,经过评审委员会讨论后达成一致意见,增加2门专业选修课《眼病概要》和《人际沟通技巧》,其中《眼病概要》含全身疾病的眼部表现内容。

本套教材力求以学生为中心,以学生未来工作中会面临的"任务"和需要的"能力"为导向,适应岗位需求、服务于实践,尽可能贴近实际工作流程进行编写,并以"情境"和"任务"作为标题级别,代替传统的"章"和"节"。同时,在每一"情境"中设置"情境描述"、"知识准备"、"案例"等模块,将中高职衔接的相关内容列入"知识拓展"中,以达到"做中学"、"学以致用"的目的。同时为方便学生复习考试,增加"考点提示",提高学生的考试复习效率和考试能力。

本系列教材《验光技术》《定配技术》《眼镜门店营销实务》《眼视光基础》《眼镜质检与调校技术》《接触镜验配技术》六本核心教材和《眼病概要》《人际沟通技巧》两本选修教材将于2016年全部出版。

第一届全国中等卫生职业教育眼视光与配镜专业教育教材建设评审委员会

8

全国中等卫生职业教育
国家卫生和计划生育委员会"十二五"规划教材目录

总序号	适用专业	分序号	教材名称	版次	主编	
1	护理专业	1	解剖学基础 **	3	任 晖	袁耀华
2		2	生理学基础 **	3	朱艳平	卢爱青
3		3	药物学基础 **	3	姚 宏	黄 刚
4		4	护理学基础 **	3	李 玲	蒙雅萍
5		5	健康评估 **	2	张淑爱	李学松
6		6	内科护理 **	3	林梅英	朱启华
7		7	外科护理 **	3	李 勇	俞宝明
8		8	妇产科护理 **	3	刘文娜	闫瑞霞
9		9	儿科护理 **	3	高 凤	张宝琴
10		10	老年护理 **	3	张小燕	王春先
11		11	老年保健	1	刘 伟	
12		12	急救护理技术	3	王为民	来和平
13		13	重症监护技术	2	刘旭平	
14		14	社区护理	3	姜瑞涛	徐国辉
15		15	健康教育	1	靳 平	
16	助产专业	1	解剖学基础 **	3	代加平	安月勇
17		2	生理学基础 **	3	张正红	杨汎雯
18		3	药物学基础 **	3	张 庆	田卫东
19		4	基础护理 **	3	贾丽萍	宫春梓
20		5	健康评估 **	2	张 展	迟玉香
21		6	母婴护理 **	1	郭玉兰	谭奕华
22		7	儿童护理 **	1	董春兰	刘 俐
23		8	成人护理(上册)- 内外科护理 **	1	李俊华	曹文元
24		9	成人护理(下册)- 妇科护理 **	1	林 珊	郭艳春
25		10	产科学基础 **	3	翟向红	吴晓琴
26		11	助产技术 **	1	闫金凤	韦秀宜
27		12	母婴保健	3	颜丽青	
28		13	遗传与优生	3	邓鼎森	于全勇

续表

总序号	适用专业	分序号	教材名称	版次	主编	
29	护理、助产专业共用	1	病理学基础	3	张军荣	杨怀宝
30		2	病原生物与免疫学基础	3	吕瑞芳	张晓红
31		3	生物化学基础	3	艾旭光	王春梅
32		4	心理与精神护理	3	沈丽华	
33		5	护理技术综合实训	2	黄惠清	高晓梅
34		6	护理礼仪	3	耿 洁	吴 彬
35		7	人际沟通	3	张志钢	刘冬梅
36		8	中医护理	3	封银曼	马秋平
37		9	五官科护理	3	张秀梅	王增源
38		10	营养与膳食	3	王忠福	
39		11	护士人文修养	1	王 燕	
40		12	护理伦理	1	钟会亮	
41		13	卫生法律法规	3	许练光	
42		14	护理管理基础	1	朱爱军	
43	农村医学专业	1	解剖学基础 **	1	王怀生	李一忠
44		2	生理学基础 **	1	黄莉军	郭明广
45		3	药理学基础 **	1	符秀华	覃隶莲
46		4	诊断学基础 **	1	夏惠丽	朱建宁
47		5	内科疾病防治 **	1	傅一明	闫立安
48		6	外科疾病防治 **	1	刘庆国	周雅清
49		7	妇产科疾病防治 **	1	黎 梅	周惠珍
50		8	儿科疾病防治 **	1	黄力毅	李 卓
51		9	公共卫生学基础 **	1	戚 林	王永军
52		10	急救医学基础 **	1	魏 蕊	魏 瑛
53		11	康复医学基础 **	1	盛幼珍	张 瑾
54		12	病原生物与免疫学基础	1	钟禹霖	胡国平
55		13	病理学基础	1	贺平则	黄光明
56		14	中医药学基础	1	孙治安	李 兵
57		15	针灸推拿技术	1	伍利民	
58		16	常用护理技术	1	马树平	陈清波
59		17	农村常用医疗实践技能实训	1	王景舟	
60		18	精神病学基础	1	汪永君	
61		19	实用卫生法规	1	菅辉勇	李利斯
62		20	五官科疾病防治	1	王增源	高 翔
63		21	医学心理学基础	1	白 杨	田仁礼
64		22	生物化学基础	1	张文利	
65		23	医学伦理学基础	1	刘伟玲	斯钦巴图
66		24	传染病防治	1	杨 霖	曹文元

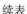

续表

总序号	适用专业	分序号	教材名称	版次	主编	
67	营养与保健专业	1	正常人体结构与功能 *	1	赵文忠	
68		2	基础营养与食品安全 *	1	陆淼	袁媛
69		3	特殊人群营养 *	1	冯峰	
70		4	临床营养 *	1	吴苇	
71		5	公共营养 *	1	林杰	
72		6	营养软件实用技术 *	1	顾鹏	
73		7	中医食疗药膳 *	1	顾绍年	
74		8	健康管理 *	1	韩新荣	
75		9	营养配餐与设计 *	1	孙雪萍	
76	康复技术专业	1	解剖生理学基础 *	1	黄嫦斌	
77		2	疾病学基础 *	1	刘忠立	白春玲
78		3	临床医学概要 *	1	马建强	
79		4	康复评定技术 *	2	刘立席	
80		5	物理因子治疗技术 *	1	张维杰	刘海霞
81		6	运动疗法 *	1	田莉	
82		7	作业疗法 *	1	孙晓莉	
83		8	言语疗法 *	1	朱红华	王晓东
84		9	中国传统康复疗法 *	1	封银曼	
85		10	常见疾病康复 *	2	郭华	
86	眼视光与配镜专业	1	验光技术 *	1	刘念	李丽华
87		2	定配技术 *	1	黎莞萍	闫伟
88		3	眼镜门店营销实务 *	1	刘科佑	连捷
89		4	眼视光基础 *	1	肖古月	丰新胜
90		5	眼镜质检与调校技术 *	1	付春霞	
91		6	接触镜验配技术 *	1	郭金兰	
92		7	眼病概要	1	王增源	
93		8	人际沟通技巧	1	钱瑞群	黄力毅
94	医学检验技术专业	1	无机化学基础 *	3	赵红	
95		2	有机化学基础 *	3	孙彦坪	
96		3	分析化学基础 *	3	朱爱军	
97		4	临床疾病概要 *	3	迟玉香	
98		5	寄生虫检验技术 *	3	叶薇	
99		6	免疫学检验技术 *	3	钟禹霖	
100		7	微生物检验技术 *	3	崔艳丽	
101		8	检验仪器使用与维修 *	1	王迅	
102	医学影像技术专业	1	解剖学基础 *	1	任晖	
103		2	生理学基础 *	1	石少婷	
104		3	病理学基础 *	1	杨怀宝	

续表

总序号	适用专业	分序号	教材名称	版次	主编	
105		4	医用电子技术 *	3	李君霖	
106		5	医学影像设备 *	3	冯开梅	卢振明
107		6	医学影像技术 *	3	黄 霞	
108		7	医学影像诊断基础 *	3	陆云升	
109		8	超声技术与诊断基础 *	3	姜玉波	
110		9	X线物理与防护 *	3	张承刚	
111	口腔修复工艺专业	1	口腔解剖与牙雕刻技术 *	2	马惠萍	翟远东
112		2	口腔生理学基础 *	3	乔瑞科	
113		3	口腔组织及病理学基础 *	2	刘 钢	
114		4	口腔疾病概要 *	3	葛秋云	杨利伟
115		5	口腔工艺材料应用 *	3	马冬梅	
116		6	口腔工艺设备使用与养护 *	2	李新春	
117		7	口腔医学美学基础 *	3	王 丽	
118		8	口腔固定修复工艺技术 *	3	王 菲	米新峰
119		9	可摘义齿修复工艺技术 *	3	杜士民	战文吉
120		10	口腔正畸工艺技术 *	3	马玉革	
121	药剂、制药技术专业	1	基础化学 **	1	石宝珏	宋守正
122		2	微生物基础 **	1	熊群英	张晓红
123		3	实用医学基础 **	1	曲永松	
124		4	药事法规 **	1	王 蕾	
125		5	药物分析技术 **	1	戴君武	王 军
126		6	药物制剂技术 **	1	解玉岭	
127		7	药物化学 **	1	谢癸亮	
128		8	会计基础	1	赖玉玲	
129		9	临床医学概要	1	孟月丽	曹文元
130		10	人体解剖生理学基础	1	黄莉军	张 楚
131		11	天然药物学基础	1	郑小吉	
132		12	天然药物化学基础	1	刘诗泆	欧绍淑
133		13	药品储存与养护技术	1	宫淑秋	
134		14	中医药基础	1	谭 红	李培富
135		15	药店零售与服务技术	1	石少婷	
136		16	医药市场营销技术	1	王顺庆	
137		17	药品调剂技术	1	区门秀	
138		18	医院药学概要	1	刘素兰	
139		19	医药商品基础	1	詹晓如	
140		20	药理学	1	张 庆	陈达林

** 为"十二五"职业教育国家规划教材
* 为"十二五"职业教育国家规划立项教材

前　言

　　眼镜质检与调校技术是我国中等职业学校眼视光与配镜专业的必修课,也是眼镜从业人员必备的一门技术。随着技术的发展、社会的进步,企业可以为人们提供功能多样、外形美观的眼镜,但是顾客对眼镜的要求也越来越高,如何满足不同顾客对眼镜的要求与期望,拥有舒适的配戴体验,是眼镜从业人员的工作重点。然而,我国眼视光学专业的发展水平还不高,与西方发达国家相比还有一定的距离,因此编写一部适合我国目前中职学校教学使用的眼镜质检与调校技术专著的需求是非常迫切的。

　　《眼镜质检与调校技术》采用了"篇章—情境—任务"的编写模式,将眼镜质检与调校技术分四个篇章进行编写——眼镜检测篇、眼镜整形篇、眼镜校配篇、眼镜维护篇,并就每篇主题围绕中职学生从业需要具备的专业知识及技术进行了编写,教材注重实操训练的同时,对相关基础理论也进行了必要的阐述。本教材以最新的国家标准为准绳,从概念、国标、检测方法、仪器使用、标准判断、整形、校配、维护等几个方面进行阐述;实际操作则依据国家职业技能鉴定的标准要求和企业从业中所需的技能点进行情景设置。教材编写采用了知识技能情境任务化的教学模式,体现了岗位—工作一体化的教学理念、达到了情境清晰、任务明确、理论知识够用、实际操作技术规范的目的。

　　本教材的编写团队既有来自眼视光与配镜教学一线的教师,也有来自眼镜行业的技术骨干,具有丰富的教学和实践经验,他们为编写这部在中职教学中适用、在眼镜从业工作中实用的教材奉献了辛勤的劳动与出色的工作。特别感谢广州市商贸职业学校、济宁职业技术学院、上海拜诺视觉科技有限公司、中国宝岛眼镜公司、北京市商业学校、中山大学附属眼科医院对本教材编写的大力支持。在本教材的编写工作中,检测部分中所有任务一、二、七部分由付春霞老师负责编写;检测部分中所有任务三、四、六部分由成浩琳老师负责编写;检测篇中任务五由成浩琳和陈林兴老师共同编写完成;整形部分由谭淑贞老师负责编写;校配部分由钟小华老师负责编写,维护部分由王颖老师负责编写。教材编写秘书王健老师为整本教材习题的编写和文字编辑做了大量繁琐而细致的工作,在此一并致谢。

　　本教材将眼镜质检与调教技术的知识要点进行情境、任务模块化编写,是一种新的尝试,特别是增加了老视成镜检测、眼镜标志检测、眼镜维护的内容。由于可以参考和借鉴的文献资料有限,时间紧、任务重、编写水平有限,在本教材中难免会有一些问题,恳请读者提出宝贵的意见和建议,我们十分感谢您对本教材的关心和指正。

付春霞

2015 年 9 月

目 录

第一篇 眼 镜 检 测

第二篇　眼　镜　整　形

第三篇　眼　镜　校　配

第四篇　眼　镜　维　护

▶▶▶ 第一篇 眼镜检测

情境一 老视成镜检测

情境描述

眼镜公司接到了某供应商提供的一批+2.00DS，光心距为62mm的老视成镜，单据见表1-1-1。

表1-1-1 ××公司老视成镜供货单　　　　单据编号：2015010001

老视成镜	品牌	产地	材料	备注
	××	××	塑料	
成镜度数	+2.00DS	光心距		62mm

出厂日期(生产批号)：×××　　质检员：×××　　日期：××年××月××日

实物老视成镜，如图1-1-0-1所示。

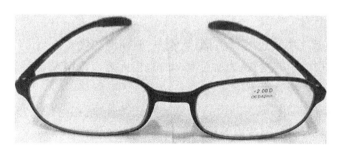

图1-1-0-1　老视成镜

在入库前，质检员必须对此批眼镜的产品质量进行检测。质检员首先要认识老视成镜的单据内容、检测项目及标准要求；其次要认识光学参数的检验方法；对镜片、镜架的外观和装配质量及标志进行检查；学会老视成镜检测结果的处理方法；从而作出老视成镜质量的判断，为门店销售提供依据。

任 务 一　认 识 单 据

一、学习目标

1. 认识老视成镜单据内容。
2. 能掌握老视成镜单据参数的含义。
3. 能识别老视成镜的商品信息。

二、任务描述

根据老视成镜的单据和眼镜实物,认识单据中的参数名称及其含义,能识别眼镜的商品信息,为核对单据做准备。

三、知识准备

（一）相关术语和定义

1. 老视成镜　由生产单位批量生产的用于近用的装成眼镜。其顶焦度范围规定为：+1.00D ~ +5.00D。

2. 顶焦度　以米为单位测得的镜片近轴顶焦距的倒数。一个镜片含有两个顶焦度。通常把眼镜片的后顶焦度定为眼镜片的顶焦度。顶焦度的表示单位为 m^{-1},单位名称为屈光度,符号为 D。

3. 光学中心　镜片前表面与光轴的交点。

4. 光学中心水平距离　两镜片光学中心在与两镜圈几何中心连线平行方向上的距离,简称光心距。

（二）老视成镜单据

眼镜单据是眼镜检测的重要依据。老视成镜的单据一般是由供货商提供,比较简单,主要包括以下几部分内容：

1. 眼镜光学参数　由顶焦度、光心距组成,一般标记在镜片上（图1-1-1-1）。图1-1-1-1中+2.00DS是指老视成镜的度数;光心距62mm是指此老视成镜左、右两镜片的光学中心水平距离是62毫米。

2. 眼镜商品信息　老视成镜的商品信息一般有品牌、产地、材质等组成。另外,眼镜还附有标签或吊牌,包括商标、制造或经销商单位名称、执行标准代码等信息。如图1-1-1-1 ~ 图1-1-1-3 所示。

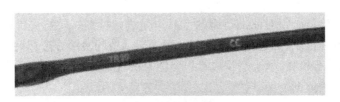

图 1-1-1-1　老视成镜镜腿右侧商品信息

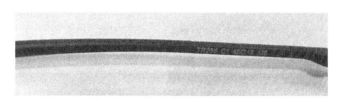

图 1-1-1-2　老视成镜镜腿左侧商品信息

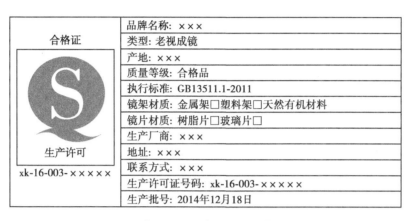

图 1-1-1-3　老视成镜标签

四、实施步骤

（一）实训准备

老视成镜及单据若干。

（二）实训步骤

1. 检查老视成镜实物、单据是否完好。
2. 认识单据内容。
3. 辨别单据参数的含义。
4. 识别老视成镜镜架、镜片、标签上的商品信息。
5. 逐项核对眼镜实物与单据二者信息是否一致。

五、练习与评价

1. 按照实施步骤进行练习,完成老视成镜实物与单据的认知,将结果填入表 1-1-1-1。

表 1-1-1-1　认识老视成镜单据训练记录表

单据编号	项目	内容	含义	备注
	光学参数			
	商品信息			

质检员:　　　　　　　　　日期:

2. 完成任务后,根据训练情况进行考核评价,完成表1-1-1-2。

表1-1-1-2 核对老视成镜单据训练评价表

考评项目	考评标准	个人自评	小组互评	教师评分
职业素养(20分)	1. 不迟到、不早退,按时出勤。(5分)			
	2. 佩证上岗、仪容仪表规范。(5分)			
	3. 文明用语、语言规范。(5分)			
	4. 环境干净、整洁,符合职业标准。(5分)			
关键能力(60分)	1. 全面做好实训的准备工作。(10分)			
	2. 认真进行实训。(10分)			
	3. 仔细记录结果。(10分)			
	4. 积极解决实训中遇到的问题。(10分)			
	5. 能和组员配合,共同完成互评工作。(10分)			
	6. 展现一定的组织协调能力。(10分)			
知识技能(20分)	1. 认真进行知识准备。(5分)			
	2. 能够运用正确的方法进行实训。(5分)			
	3. 具备归纳总结的能力。(5分)			
	4. 具备一定的语言表达能力。(5分)			
总评(100分)				
实训心得				

质检员: 日期: 复检员: 日期:

六、常见问题

1. 光学参数不完整 老视成镜的光学参数(包括顶焦度、光心距)标识要清楚准确,符合行业规范。由于老视成镜是批量生产的,有些供货商以盒或批为单位提供单据,不是每支眼镜都会有单据。

2. 商品信息不齐全 老视成镜商品信息标识不齐全或不清楚,导致无法进行商品信息的辨识工作。

七、注意事项

1. 在整个认知过程中,商品信息要反复核对,保证最后检测结果的正确性。

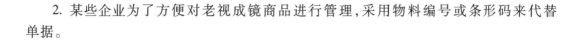

2. 某些企业为了方便对老视成镜商品进行管理,采用物料编号或条形码来代替单据。

任务二　认识老视成镜检测项目和标准

一、学习目标

1. 认识老视成镜的检测项目。
2. 认识老视成镜的检测方法。
3. 认识老视成镜的标准要求。

二、任务描述

根据配装眼镜标准(GB13511.1-2011)、单据和实物,认识老视成镜检测的项目、方法和标准要求。

三、知识准备

（一）相关术语和定义

1. 子午面　含有镜片光轴的每个平面。
2. 主子午面　与散光镜片的两焦线垂直或平行的两个互相正交的子午面。
3. 球镜顶焦度　球镜镜片的后顶焦度,或散光镜片的两主子午面之一（选择作为参照基准的主子午面）的后顶焦度。注:一般以符号 S 表示球镜顶焦度。
4. 镜片顶焦度互差　眼镜左右两镜片顶焦度的差值。
5. 柱镜顶焦度　正或负的散光值(两主子午面顶焦度差值),正负号取决于所选参照基准的主子午面。一般以符号 C 表示柱镜顶焦度。
6. 光学中心水平偏差　光学中心水平距离的实测值与标称值(如瞳距、光学中心距离)的差值。
7. 光学中心单侧水平偏差　光学中心单侧水平距离与二分之一标称值的差值。
8. 光学中心垂直互差　两镜片光学中心高度的差值。
9. 设计基准点　由生产者在镜片毛坯或已完成光学加工的镜片的前表面上所定的一个或数个点,所设计的各技术参数适用于这些点。
10. 眼镜装配　将毛边眼镜镜片与相应的眼镜架装配在一起,成为一副可以配戴的眼镜,此过程称为装配。它是眼镜行业中不可缺少的工序。
11. 光透射比　透过镜片的光通量与入射光通量之比。

（二）老视成镜检测项目与要求

根据 GB 13511.1-2011《配装眼镜:第 1 部分单光和多焦点》,老视成镜属于配装眼镜,检测项目及标准要求见表 1-1-2-1。

表 1-1-2-1 老视成镜检测项目及标准要求汇总表

序号	检测项目		依据法律法规或标准条款	检测方法	强制性/推荐性	重要程度分类	
						A 类	B 类
1	镜架外观质量		GB 13511.1 中 5.4	GB/T 14214 中 8.3	强制性		●
2	镜片材料和表面质量		GB 13511.1 中 5.2	GB 10810.1 中 6.6	强制性		●
3	球镜顶焦度偏差(主子午面一)(D)		GB 13511.1 中 5.2	GB 10810.1 中 6.1	强制性	●	
4	球镜顶焦度偏差(主子午面二)(D)		GB 13511.1 中 5.2	GB 10810.1 中 6.1	强制性	●	
5	柱镜顶焦度偏差(D)		GB 13511.1 中 5.2	GB 10810.1 中 6.1	强制性	●	
6	两镜片顶焦度互差(D)		GB 13511.1 中 5.6.9	GB 10810.1 中 6.1	强制性	●	
7	光学中心水平偏差(mm)		GB 13511.1 中 5.6.6	GB 13511.1 中 6.4	强制性	●	
8	光学中心单侧水平偏差(mm)		GB 13511.1 中 5.6.7	GB 13511.1 中 6.4	强制性	●	
9	光学中心垂直互差(mm)		GB 13511.1 中 5.6.8	GB 13511.1 中 6.4	强制性	●	
10	装配质量		GB 13511.1 中 5.8	GB 13511.1 中 5.8	强制性		●
11	可见光透射比 τV(%)(380~780nm)		GB 13511.1 中 5.3	GB 10810.3 中 6.4	强制性		●
12	标识	标识1	GB 13511.1 中 7.1	目测	强制性		●
13		标识2	GB 13511.1 中 7.1 许可证管理条例 33 条	目测	强制性		●
A 类 极重要质量项目;B 类 重要质量项目。							
备注	1. 标识1项目包括顶焦度、光学中心水平距离。 2. 标识2项目包括产品名称、型号、生产厂厂名、厂址、产品所执行的标准、出厂日期或生产批号、生产许可证标志和编号(适用时)。						

四、实施步骤

(一)实训准备

老视成镜及单据若干;眼镜片标准(GB10810.1-2005,GB10810.3-2006)、眼镜架标准(GB/T 14214-2003)、配装眼镜标准(GB13511.1-2011)。

(二)实训步骤

1. 检查老视成镜的单据、实物是否完好。
2. 对照配装眼镜标准(GB13511.1-2011),明确检测项目。
3. 找出对应的标准要求和检测方法。

五、练习与评价

1. 按照实施步骤进行练习,完成若干老视成镜的检验项目和标准要求的认知,将结果填入表1-1-2-2。
2. 完成练习任务后,根据训练情况进行考核评价,完成表1-1-2-3。

表 1-1-2-2　认识老视成镜检测项目和标准训练记录表

老视成镜编号	检 测 项 目		检测标准	检测方法	备注
	镜架外观质量				
	镜片材料和表面质量				
	球镜顶焦度偏差(主子午面一)(D)				
	球镜顶焦度偏差(主子午面二)(D)				
	柱镜顶焦度偏差(D)				
	两镜片顶焦度互差(D)				
	光学中心水平偏差(mm)				
	光学中心单侧水平偏差(mm)				
	光学中心垂直互差(mm)				
	装配质量				
	可见光透射比 τV(%)(380nm～780nm)				
	标识	标识1			
	标识2				

表 1-1-2-3　认识老视成镜检测项目和标准训练评价表

考评项目	考评标准	个人自评	小组互评	教师评分
职业素养(20分)	1. 不迟到、不早退,按时出勤。(5分)			
	2. 佩证上岗、仪容仪表规范。(5分)			
	3. 文明用语、语言规范。(5分)			
	4. 环境干净、整洁,符合职业标准。(5分)			
关键能力(60分)	1. 全面做好实训的准备工作。(10分)			
	2. 认真进行实训。(10分)			
	3. 仔细记录结果(10分)			
	4. 积极解决实训中遇到的问题。(10分)			
	5. 能和组员配合,共同完成互评工作。(10分)			
	6. 展现一定的组织协调能力。(10分)			
知识技能(20分)	1. 认真进行知识准备。(5分)			
	2. 能够运用正确的方法进行实训。(5分)			
	3. 具备归纳总结的能力。(5分)			
	4. 具备一定的语言表达能力(5分)			
总评(100分)				
实训心得				

质检员：　　　日期：　　　复检员：　　　日期：

六、常见问题

1. 检测项目不齐全,存在漏项。
2. 检测项目与对应的方法和标准要求不一致,容易混淆。

七、注意事项

1. 在认知检测项目的过程中,要始终注意保持眼镜干净整洁,防止划伤镜片、镜架,影响检测结果的准确性。
2. 检测项目对应的标准及其要求要熟悉,反复练习形成技能,为检测的快速开展,打好基础。

任务三 检测金属折叠老视成镜外观质量

一、学习目标

1. 认识金属折叠老视成镜的外观质量标准。
2. 辨识金属折叠老视成镜外观检测的要点和参数。
3. 能判断金属折叠老视成镜的外观质量。

二、任务描述

根据配装眼镜标准 GB 13511.1-2011,辨识金属折叠老视成镜外观检测的要点和参数,通过目测判断金属折叠老视成镜外观质量并进行记录。

三、知识准备

（一）相关术语和定义

1. 镜架上的麻点 金属镜架在电镀过程中,金属表面上产生的小坑或小孔。表现为镜架表面呈凹凸不平的粗糙面。

2. 镜架表面擦伤 由于机械力摩擦的作用,造成表皮剥脱、翻卷。表现为擦痕、撞痕、压痕、压擦痕等。

3. 镜片细微划伤 镜片表面的细微划伤在环境灯光下不易观察到,在检测装置照明下观察到的,旋转90°就消失的划伤。

4. 镜片的针尖小点 镜片内在或表面的小凹点或小凸点,在检测装置照明下观察是发亮的。

（二）外观质量检测装置

不借助光学放大装置,在明视场、暗背景中进行检验。如图 1-1-3-1 所示为推荐的检验系统。检验室周围光照度约为200lx。检验灯的光通量至少为400lm,例如可用 15W 的荧光灯或带有灯罩的 40W 的无色白炽灯。

（三）外观质量标准

老视成镜的外观质量标准包括镜架、镜片两方面。

1. 镜架的外观 镜架的外观质量应符合 GB 13511.1-2011 5.4（GB/T 14214-2003 5.4

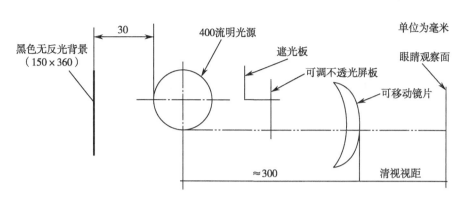

图 1-1-3-1　目视鉴别外观质量疵病的示意装置
其中遮光板可调节到遮住光源的光直射到眼睛,但能使镜片被光源照明

外观质量)规定的要求。在不借助于放大镜或其他类似装置的条件下,目测检查镜架的外观,其表面应光滑、色泽均匀,没有 $\Phi \geqslant 0.5$mm 的麻点、颗粒和明显擦伤。

2. 镜片的表面　镜片的表面质量应符合 GB 13511.1-2011 5.2(GB 10810.1-2005 中 5.1.6 材料和表面的质量)规定的要求。在以基准点为中心,直径为 30mm 的区域内,镜片的表面或内部都不应出现可能有害视觉的各类疵病。在此鉴别区域之外,可允许孤立、微小的内在或表面缺陷。

四、实施步骤

(一) 实训准备

金属折叠老视成镜若干及配装眼镜标准(GB 13511.1-2011)、眼镜片标准(GB 10810.1-2005)、眼镜架标准(GB/T 14214-2003)。

(二) 实训步骤

1. 镜圈与鼻梁检测　如图 1-1-3-2 所示,目测其表面应光滑,左右两镜圈及鼻梁色泽均匀,没有 $\Phi \geqslant 0.5$mm 的麻点、颗粒和明显擦伤。

2. 桩头检测　如图 1-1-3-3 所示,目测其表面应光滑,焊点光洁,没有 $\Phi \geqslant 0.5$mm 的麻点、颗粒和明显擦伤。

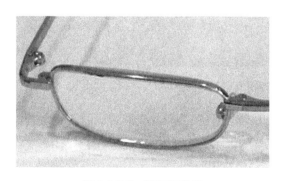

图 1-1-3-2　镜圈与鼻梁

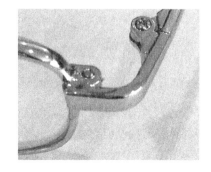

图 1-1-3-3　桩头

3. 镜腿检测　如图 1-1-3-4 所示,目测其表面应光滑,左右两镜腿色泽均匀,没有 $\Phi \geqslant$ 0.5mm 的麻点、颗粒和明显擦伤。

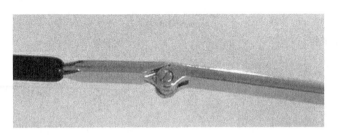

图 1-1-3-4　镜腿

4. 鼻托检测　如图 1-1-3-5 所示,目测其表面应光滑,焊点光洁,色泽均匀。

5. 铰链检测　如图 1-1-3-6 所示,目测其表面应光滑,焊点光洁,且开合适中。

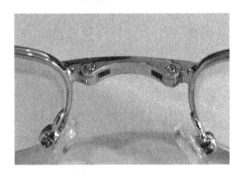

图 1-1-3-5　鼻托

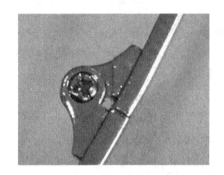

图 1-1-3-6　铰链

6. 镜片表面质量检测

(1) 观察镜片表面质量:手势如图 1-1-3-7 所示。

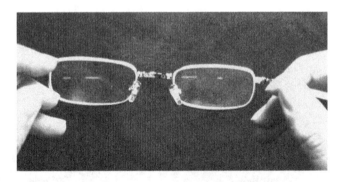

图 1-1-3-7　观察镜片表面质量的手势

(2) 镜片合格的判断标准:在以基准点为中心,直径为 30mm 的区域内,镜片的表面或内部都不应出现可能有害视觉的各类疵病。在此鉴别区域之外,可允许孤立、微小的内在或表面缺陷。

五、练习与评价

1. 按照实施步骤进行练习,完成金属折叠老视成镜外观质量的检测,将结果填入表 1-1-3-1 格式。

表 1-1-3-1　检测金属折叠老视成镜外观质量训练记录表

老视成镜编号	项目	检测现象	结果判断	备注
	镜圈与鼻梁			
	桩头			
	镜腿			
	鼻托			
	铰链			
	镜片表面质量			

质检员：　　　　　　　　　日期：

2. 完成任务后,根据训练情况进行考核评价,完成表 1-1-3-2。

表 1-1-3-2　检测金属折叠老视成镜外观质量训练评价表

考评项目	考评标准	个人自评	小组互评	教师评分
职业素养(20 分)	1. 不迟到、不早退,按时出勤。(5 分)			
	2. 佩证上岗、仪容仪表规范。(5 分)			
	3. 文明用语、语言规范。(5 分)			
	4. 环境干净、整洁,符合职业标准。(5 分)			
关键能力(60 分)	1. 全面做好实训的准备工作。(10 分)			
	2. 认真进行实训。(10 分)			
	3. 仔细记录结果。(10 分)			
	4. 积极解决实训中遇到的问题。(10 分)			
	5. 能和组员配合,共同完成互评工作。(10 分)			
	6. 展现一定的组织协调能力。(10 分)			
知识技能(20 分)	1. 认真进行知识准备。(5 分)			
	2. 能够运用正确的方法进行实训。(5 分)			
	3. 具备归纳总结的能力。(5 分)			
	4. 具备一定的语言表达能力(5 分)			
总评(100 分)				
实训心得				

质检员：　　　　日期：　　　　复检员：　　　　日期：

六、常见问题

1. 在检测过程中,先检测镜架的外观质量,再检测镜片的表面质量。

2. 在检测过程中,外观质量中的疵病评判有一定的主观性,需要积累一定的实践经验,可在实训中多加练习。

七、注意事项

1. 调整质检员座位的高低,使眼睛与检测装置的照明水平或稍微高于照明。

2. 检测镜片表面质量时,手不要触及镜片表面。

3. 检测过程中若要擦拭镜片,请使用无尘纸,以免划伤镜片。

任务四 检测塑料全框老视成镜装配质量

一、学习目标

1. 认识塑料全框老视成镜的装配质量标准。

2. 辨识塑料全框老视成镜装配质量检测的要点和参数。

3. 能判断塑料全框老视成镜的装配质量。

二、任务描述

根据配装眼镜标准 GB 13511.1-2011,辨识塑料全框老视成镜装配质量检测的要点和参数,通过目测及相关工具判断塑料全框老视成镜的装配质量并进行记录。

三、知识准备

（一）相关术语和定义

1. 镜面角 从眼镜内侧测量左右镜片平面所夹的角,一般为 170°~180°。

2. 鼻托 包括托叶梗、托叶箱和托叶,托叶与鼻子直接接触,支撑和稳定镜架。

3. 外张角 镜腿张开至自然极限位置时与两侧铰链轴线连接线之间的夹角,一般为 80°~95°。

4. 前倾角 镜片平面与水平面的垂线之间的夹角。

5. 身腿倾斜角 镜腿与镜片平面法线的夹角,一般为 8°~15°。

6. 锁接管 在金属眼镜镜圈端点处,用螺丝连接以固定镜片。

7. 隙缝 镜片与镜圈之间的空隙。

（二）工具

1. 量角器 用于测量镜架的外张角（图 1-1-4-1）。

2. 镜架角度测量仪 用于测量身腿倾斜角（图 1-1-4-2）。

（三）塑料全框老视成镜装配质量标准

装配质量应符合 GB 13511.1-2011 中 5.8 规定的要求（表 1-1-4-1）。

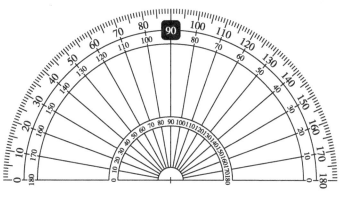

图 1-1-4-1　量角器

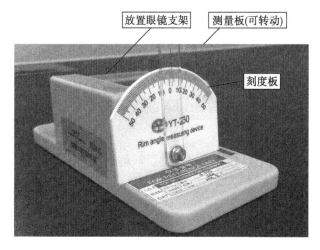

图 1-1-4-2　镜架角度测量仪

表 1-1-4-1　装配质量标准

项　目	要　求
两镜片材料的色泽	应基本一致
金属框架眼镜锁接管的间隙	≤0.5mm
镜片与镜圈的几何形状	应基本相似且左右对齐,装配后无明显隙缝
整形要求	左、右两镜面应保持相对平整、托叶应对称
外观	应无崩边、钳痕、镀(涂)层剥落及明显擦痕、零件缺损等疵病

四、实施步骤

（一）实训准备

塑料全框老视成镜、工具若干及配装眼镜标准（GB 13511.1-2011）、眼镜片标准（GB 10810.1-2005）、眼镜架标准（GB/T 14214-2003）。

13

（二）实训步骤

1. 目视检测，两镜片材料的色泽应基本一致。

2. 镜片与镜圈的几何形状应基本相似且左右对齐，装配后不松动，无明显缝隙。

3. 左右两镜面应保持相对平整。

4. 左右两鼻托（若有）应对称。

5. 左右两镜腿的外张角 80°～95°，且对称，如图 1-1-4-3 所示。

6. 左右身腿倾斜角 8°～15°，互差不大于 2.5°，如图 1-1-4-4 所示。

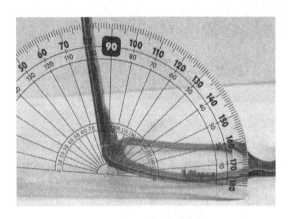
图 1-1-4-3　外张角测量

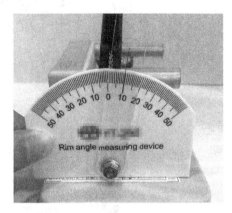
图 1-1-4-4　身腿倾斜角测量

7. 两镜腿张开平放或倒伏以及镜腿折叠放置，均保持平整，如图 1-1-4-5 所示。

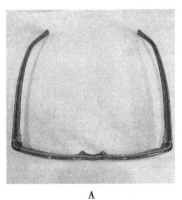
A

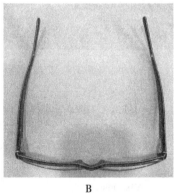
B

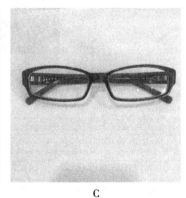
C

图 1-1-4-5　眼镜放置
A. 镜腿张开平放；B. 镜腿张开倒伏；C. 镜腿折叠放置

五、练习与评价

1. 按照实施步骤进行练习，完成塑料全框老视成镜装配质量的检测，将结果填入表 1-1-4-2。

2. 完成任务后，根据训练情况进行考核评价，完成表 1-1-4-3。

表 1-1-4-2　检测塑料全框老视成镜装配质量训练记录表

老视成镜编号	项目	检测现象	结果判断	备注
	色泽			
	镜圈与镜片几何形状			
	镜面			
	鼻托			
	外张角			
	身腿倾斜角			
	眼镜放置			

质检员：　　　　　　　　　　日期：

表 1-1-4-3　检测塑料全框老视成镜装配质量训练评价表

考评项目	考评标准	个人自评	小组互评	教师评分
职业素养（20分）	1. 不迟到、不早退，按时出勤。（5分）			
	2. 佩证上岗、仪容仪表规范。（5分）			
	3. 文明用语、语言规范。（5分）			
	4. 环境干净、整洁，符合职业标准。（5分）			
关键能力（60分）	1. 全面做好实训的准备工作。（10分）			
	2. 认真进行实训。（10分）			
	3. 仔细记录结果。（10分）			
	4. 积极解决实训中遇到的问题。（10分）			
	5. 能和组员配合，共同完成互评工作。（10分）			
	6. 展现一定的组织协调能力。（10分）			
知识技能（20分）	1. 认真进行知识准备。（5分）			
	2. 能够运用正确的方法进行实训。（5分）			
	3. 具备归纳总结的能力。（5分）			
	4. 具备一定的语言表达能力。（5分）			
总评（100分）				
实训心得				

质检员：　　　　日期：　　　　复检员：　　　　日期：

六、常见问题

1. 在装配质量检测过程中，镜片与镜圈的匹配至关重要，千万不要忽视。

2. 在装配质量检测过程中容易忽略某些项目，如两镜腿张开平放或倒伏均保持平整，需予以重视。

七、注意事项

1. 检测过程中,需要提供充足的照明。
2. 检测过程中,要轻拿轻放,以免眼镜受到损伤。

任务五　认识老视成镜光学参数检验方法

一、学习目标

1. 认识老视成镜的光学参数标准。
2. 辨识老视成镜光学参数检测的要点。
3. 能判断老视成镜光学参数的合格性。

二、任务描述

根据配装眼镜国家标准 GB13511.1-2011,辨识老视成镜光学参数检测的要点,通过焦度计等工具检测老视成镜光学参数并进行记录,判断老视成镜的光学参数是否符合国标。

三、知识准备

（一）相关术语与定义

1. 镜片顶焦度允差　按照国家标准,镜片顶焦度允许的误差范围。
2. 偏差　实测值与标称值的差。

（二）检测工具

主要测量工具包括焦度计、直尺等。

1. 焦度计　用来测量镜片顶焦度、柱镜轴位方向、棱镜度及其基底取向的仪器,目前常用的有手动焦度计、自动焦度计。

（1）手动焦度计

1）手动焦度计的主要组成如图 1-1-5-1 所示。

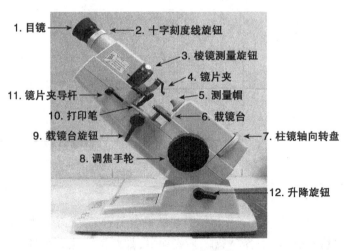

图 1-1-5-1　手动焦度计

2）手动焦度计各部位名称及作用见表1-1-5-1。

表1-1-5-1　手动焦度计各部位名称及作用

部 位 名 称	作 用
1. 目镜	观察移动分划板的像。
2. 十字刻度线旋钮	转动目镜视度圈至看清固定分划板十字刻度,旋转十字刻度线旋钮可调整十字刻度线角度。
3. 棱镜测量旋钮	开始测量镜片前旋转棱镜测量旋钮调零,调整棱镜刻度0对准基底刻度180。
4. 镜片夹	夹紧或松开镜片。
5. 测量帽	将镜片靠近测量帽,移动镜片使目镜中看到的十字线中心位于目镜视场中心,才能测量顶焦度。(注意:若移动时不能将十字线位于中心,则提示棱镜刻度未调零。)
6. 载镜台	放置镜片,测量时镜片平靠在载镜台上,两镜片底端同时靠紧载镜台。
7. 柱镜轴向转盘	转动转盘,可测量柱镜轴位和镜片棱镜基底方向。
8. 调焦手轮	调整镜片顶焦度旋钮,调焦到视圈里光标刻度最清晰时可确定所测镜片的顶焦度。
9. 载镜台调整旋钮	松开手轮,可自由升降载镜台,到所需的位置后,转紧手轮即能固定载镜台。
10. 打印笔	有三个指针,下压打印标记笔可在镜片表面打印出所需的标记点,打印光学中心时以中间印点为参考点。
11. 镜片夹导杆	固定镜片的夹导杆,推动镜片固定导杆,可夹紧或放松镜片。
12. 升降旋钮	控制机体升降。

3）手动焦度计的使用前准备:①调整视度:调整视度的目的是为了补偿测量者的远视和近视屈光异常的程度,使被测量镜片度数的误差减小到最小。在没打开开关之前,眼睛离目镜适当的距离,将调整视度环向左旋转,全部拉出来。一边观察内部分划板上的黑线条清晰程度,一边将调整环向右慢慢地旋转至固定分划板上的黑线条清晰为止。②准备工作:在调整好视度的前提下,打开电源开关,旋转测定镜片焦度值的旋钮,直到能够清晰地看到准值分化板上的标识。将准值分划板的各个线条与固定分划板上的黑线条对正。载镜台空载时,当光环调到最清晰时,在读数窗内箭头应指在0.00刻度上,如图1-1-5-2所示。若箭头不指在0.00刻度上,应检修焦度计。

4）手动焦度计测量球镜眼镜

A. 调整视度,打开电源。调节目镜视度圈,至目镜中十字线的图像最清晰。

B. 将待测眼镜置于可移动的载镜台上,镜腿朝下,两只镜片的底部应与载镜台接触,保证二者水平,先检测右镜片,放下镜片夹,将镜片固定(图1-1-5-3)。

C. 反复调节至目镜中出现的绿色十字线最清晰为止。此时手轮上箭头所指的读数就是该镜片的顶焦度。例如,零线指示:-6.00 ~

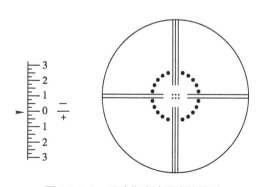

图1-1-5-2　手动焦度计零度位核对

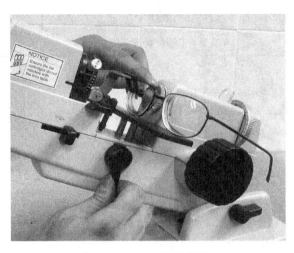

图 1-1-5-3　眼镜放置图

−6.25 之间,主值为−6.00,游标指示:零线下(−),第一根线对准,副值为 1×(−0.05)= −0.05,测量结果为−6.00+(−0.05)= −6.05D(图 1-1-5-4)。

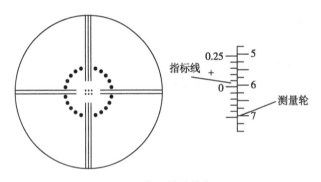

图 1-1-5-4　调焦手轮读数为−6.05D

D. 转动手动焦度计的顶焦度测量手轮,左右移动镜片,使被检测镜片的光学中心位于目标分划板中心,直至目镜中出现的十字线清晰。此时,按下打印笔手柄,在镜片表面上打下三个印点,中间点即为镜片光学中心(图 1-1-5-5)。

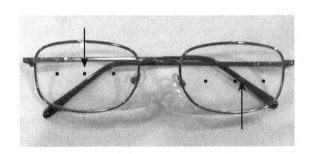

图 1-1-5-5　镜片光学中心

E. 再测量左镜片,得到结果为−5.50D。

此时,眼镜的顶焦度实测值为:右眼:−6.05 DS;左眼:−5.50DS。

（2）自动焦度计的结构：

1）自动焦度计的主要组成如图 1-1-5-6 所示。

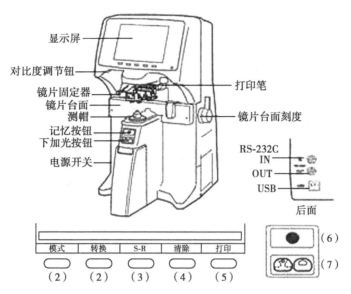

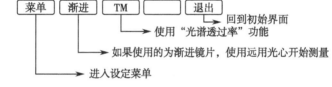

（1）模式按钮　该按钮用来切换显示模式

菜单　渐进　TM　　　　退出
　　　　　　　　　　　　　→ 回到初始界面
　　　　　　　　→ 使用"光谱透过率"功能
　　　　→ 如果使用的为渐进镜片，使用远用光心开始测量
　　→ 进入设定菜单

（2）转换按钮	使用（+）和（−）显示散光性质
（3）R/L按钮	使用转换右眼（R）和左眼（L）
（4）清除按钮	清除显示记录
（5）打印按钮	输出RC-232C数据
（6）记忆按钮	打印出数据
（7）下加光按钮	用来保存数据
	按住3秒钟，启动屏保状态

图 1-1-5-6　自动电脑焦度计的部件结构与功能键

功能键如图 1-1-5-6 所示，一般从左至右排列分别为：

模式键：（单光镜和渐进镜模式）；

转换键：柱镜符号表示转换键（"+"号/"−"号），左右眼转换键；

清除键（清除数据）；

打印键（打印测量数据）。

2）自动焦度计的使用方法：①打开开关，屏幕出现初始界面；②设置参数：测量时的分度值可在菜单屏幕上选择［0.01］；③被检测眼镜放置方式如图 1-1-5-7 所示。按下左/右键，测量界面上方出现左右标志。检查顺序为先右镜片后左镜片。先测量右镜片，界面上箭头对准 R；④用眼镜鼻托压住鼻桥，右镜片放在载镜台上；⑤移动镜片使靶标"O"向中心移动。当靶标移至距中心小于 0.5 △ 的范围时，屏幕显示变成"接近中心"；对准中心时光心"+"线的水平线会变长，光标下会出现"对准中心"提示，同时发出对中提示声

"嘟",按下记忆键(或自动记忆),测量数据被记忆贮存。按下打印笔,打印出右眼镜片的光学中心点;⑥按下左/右键,按照同样的顺序测量左眼镜片,得到如图1-1-5-8所示的界面。

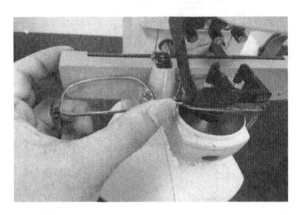

图 1-1-5-7　被检测眼镜的放置方式

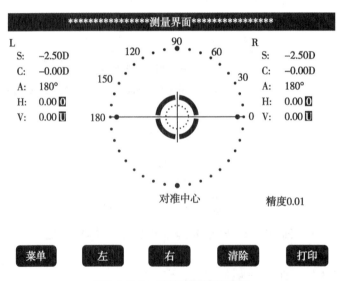

图 1-1-5-8　被检测眼镜的界面

例:以上被检眼镜的右顶焦度读数为-2.50D,左顶焦度读数为-2.50D;则此眼镜顶焦度实测值为:右眼:-2.50DS;左眼:-2.50DS。

2. 直尺　用于测量光学中心水平距离、光学中心垂直互差等。常选用最小刻度为0.5mm直尺(图1-1-5-9)。

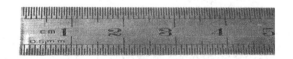

图 1-1-5-9　最小刻度为 0.5mm 直尺

（三）老视成镜光学参数的国家标准

1. **老视成镜的顶焦度** 应符合 GB 13511.1-2011 5.2（GB 10810.1-2005 5.1.2.1 镜片顶焦度）规定的要求:镜片顶焦度偏差应符合表 1-1-5-2 规定。球面、非球面及散光镜片的顶焦度,均应满足每子午面顶焦度允差 A 和柱镜顶焦度允差 B。

表 1-1-5-2　镜片顶焦度允差　　　　　　　　　　　　单位为屈光度

顶焦度绝对值最大的子午面上的顶焦度值	每子午面顶焦度允差 A	柱镜顶焦度允差 B			
		≥0.00 和 ≤0.75	>0.75 和 ≤4.00	>4.00 和 ≤6.00	>6.00
≥0.00 和 ≤3.00	±0.12	±0.09	±0.12	±0.18	±0.25
>3.00 和 ≤6.00		±0.12			
>6.00 和 ≤9.00	±0.12		±0.18	±0.25	
>9.00 和 ≤12.00	±0.18	±0.18			
>12.00 和 ≤20.00	±0.25		±0.25	±0.37	±0.37
>20.00	±0.37	±0.25			

2. 老视成镜的顶焦度互差,应符合 GB 13511.1-2011 5.6.9 的规定,老视成镜两镜片顶焦度互差应不大于 0.12D。

3. 老视成镜的光学中心水平偏差,应符合 GB 13511.1-2011 5.6.6 的规定,老视成镜需标明光学中心水平距离,光学中心水平距离允差为±2.0mm。

4. 老视成镜的光学中心单侧水平偏差,应符合 GB 13511.1-2011 5.6.7 规定老视成镜光学中心单侧水平距离允差为±1.0mm。

5. 老视成镜的光学中心垂直互差,应符合 GB 13511.1-2011 5.6.8 如表 1-1-5-3 的规定。

表 1-1-5-3　定配眼镜的光学中心垂直互差

顶焦度绝对值最大的子午面上的顶焦度值（D）	0.00～0.50	0.75～1.00	1.25～2.50	>2.50
光学中心垂直互差	≤0.50△	≤3.0mm	≤2.0mm	≤1.0mm

四、实施步骤

（一）实训准备

老视成镜若干、焦度计、直尺及配装眼镜标准（GB 13511.1-2011）和眼镜片标准（GB 10810.1-2005）。

（二）实训步骤

以标称值为+2.50DS、光心距为64mm 的老视成镜为例,对其光学参数进行检测。

1. **检测顶焦度允差** 用焦度计分别测出此老视成镜的左右顶焦度值,填入表 1-1-5-4。

2. **检测顶焦度互差** 实例中顶焦度互差为（+2.58）-（+2.43）= 0.15D,超过老视成镜顶焦度互差允差值 0.12D,判断此项目不合格。

3. **检测光学中心水平偏差**

（1）用最小刻度为 0.5mm 的直尺测量光学中心水平距离,注意直尺要与眼镜的几何中心连线保持平行,读数并记录(图 1-1-5-10)。

表 1-1-5-4　老视成镜顶焦度检测记录表

检测项目		标称值	实测值	偏差	允差	判断	
右镜片	球镜度	+2.50	+2.42	−0.08	0.12	合格	合格
	柱镜度	0.00	+0.01	+0.01	0.09	合格	
	球柱联合	+2.50	+2.43	−0.07	0.12	合格	
左镜片	球镜度	+2.50	+2.58	+0.08	0.12	合格	合格
	柱镜度	0.00	0.00	0.00	0.09	合格	
	球柱联合	+2.50	+2.58	+0.08	0.12	合格	

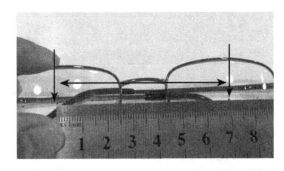

图 1-1-5-10　测量光学中心水平距离

(2)此实例中,光学中心水平距离实测值为 70mm。标称值是 64mm,则光学中心水平距离偏差是 6mm,而允差为±2.0mm,判断此项目不合格。

4. 检测光学中心单侧水平偏差

(1)用最小刻度 0.5mm 的直尺分别测量两镜片光学中心到鼻梁中线的水平距离,注意直尺要与眼镜的几何中心线保持平行,读数并记录,如图 1-1-5-11 所示。

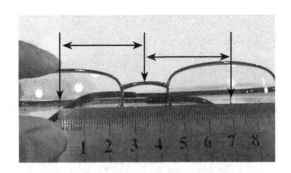

图 1-1-5-11　测量光学中心单侧水平距离

(2)此实例中,右单侧光学中心水平距离实测值为 34mm,左单侧光学中心水平距离实测值为 36mm。标称值是 32mm,则右片、左片的光学中心单侧水平距离偏差分别为:34−32＝2mm;36−32＝4mm;根据标准,允差为±1.0mm,则左右光学中心单侧水平偏差都在允许的范围之外,判断此项目不合格。

5. 检测光学中心垂直互差

（1）用最小刻度 0.5mm 的直尺分别测量两镜片光学中心到镜圈下缘最低点内侧的垂直距离，读数并记录（图 1-1-5-12）。

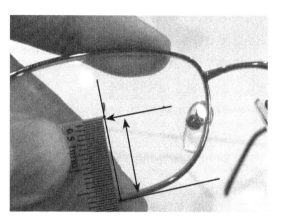

图 1-1-5-12　测量光学中心垂直距离

（2）右片光学中心垂直距离实测值为 17.5mm，左片光学中心垂直距离实测值为 18.5mm。计算垂直互差为 1.0mm，查看国标，互差应≤2.0mm，判断此项目合格。

五、练习与评价

1. 按照实施步骤进行练习，完成老视成镜光学参数的检测，将结果记录到表 1-1-5-5。

表 1-1-5-5　认识老视成镜光学参数检测方法训练记录表

老视成镜编号	检测项目	标称值	实测值	误差	国标允差	判断
	右片顶焦度（D）					□合格 □不合格
	左片顶焦度（D）					□合格 □不合格
	光学中心水平偏差（mm）					□合格 □不合格
	右眼光学中心单侧水平偏差（mm）					□合格 □不合格
	左眼光学中心单侧水平偏差（mm）					□合格 □不合格
	光学中心垂直互差（mm）					□合格 □不合格

质检员：　　　　　　　　日期：

2. 完成任务后，根据训练情况进行考核评价，完成表 1-1-5-6。

表 1-1-5-6　认识老视成镜光学参数检验方法训练评价表

考评项目	考评标准	个人自评	小组互评	教师评分
职业素养(20分)	1. 不迟到、不早退,按时出勤。(5分)			
	2. 佩证上岗、仪容仪表规范。(5分)			
	3. 文明用语、语言规范。(5分)			
	4. 环境干净、整洁,符合职业标准。(5分)			
关键能力(60分)	1. 全面做好实训的准备工作。(10分)			
	2. 认真进行实训。(10分)			
	3. 仔细记录结果。(10分)			
	4. 积极解决实训中遇到的问题。(10分)			
	5. 能和组员配合,共同完成互评工作。(10分)			
	6. 展现一定的组织协调能力。(10分)			
知识技能(20分)	1. 认真进行知识准备。(5分)			
	2. 能够运用正确的方法进行实训。(5分)			
	3. 具备归纳总结的能力。(5分)			
	4. 具备一定的语言表达能力。(5分)			
总评(100分)				
实训心得				

质检员:　　　日期:　　　复检员:　　　日期:

六、常见问题

1. 对检测项目的标准不熟悉,判断错误。

2. 实际检测中,至少测量 3 次以上,求平均值,以减少误差。

3. 顶焦度检测中,一定要对 3 个纬度进行评判,分别是球镜顶焦度、柱镜顶焦度和球柱联合顶焦度。

七、注意事项

1. 实际检测中要保证焦度计的测量精度为 0.01D。

2. 检测过程中,要轻拿轻放,以免眼镜受到损伤。

3. 在操作焦度计时,必须放置在水平的桌面上操作,在使用和操作时要注意轻拿轻放,尽量避免过多搬动。

4. 摆放焦度计的位置应避免阳光直射,以免干扰焦度计显示顶焦度值的光波波长。

5. 为保证准确的测量精度,避免油污和灰尘落在镜头上,保持待测镜片的清洁。

6. 用自动焦度计测量眼镜时,要坚持先右后左,即先检测右眼镜片,打印出光学中心点,再检测左眼镜片,进行同样的操作,并且与焦度计的模拟鼻梁吻合,且检测人员用左手扶住镜架,使镜架保持在水平位置。

任务六 认识老视成镜标志

一、学习目标

1. 认识老视成镜的标志内容。
2. 辨识老视成镜标志的要点和参数。
3. 能判断老视成镜标志的合格性。

二、任务描述

根据配装眼镜标准 GB 13511.1-2011 和生产许可证第 33 条,辨识老视成镜标志的要点和参数,判断老视成镜标志的合格性并进行记录。

三、知识准备

老视成镜标志应符合 GB 13511.1-2011 中 7.1 和生产许可证第 33 条的规定(见表 1-1-6-1)。

表 1-1-6-1 标志内容

项 目	要 求
产品名称	标明是"老视镜"
老视成镜的处方参数	正确且规范标明顶焦度值和光学中心水平距离
执行标准	标明产品所执行的标准号
产品质量检验合格章	加盖产品检验合格章
生产厂家和地址	正确标注产品的生产厂家及其地址
生产许可证标志和编号	适用时,老视成镜必须标注生产许可证标志和编号
出厂日期或生产批号	清晰标明出厂日期或生产批号

四、实施步骤

(一) 实训准备

老视成镜标志若干及配装眼镜标准(GB 13511.1-2011)、眼镜片标准(GB 10810.1-2005)、眼镜架标准(GB/T 14214-2003)。

(二) 实训步骤

1. 标签核查内容包括产品名称、生产厂厂名、厂址、产品所执行的标准号、产品质量检验合格证明、生产许可证标记及编号、出厂日期或生产批号等(图 1-1-6-1)。

2. 参数核查内容包括产品型号、顶焦度、光学中心水平距离(图 1-1-6-2)。

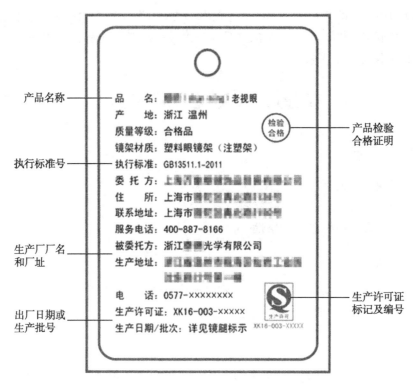

产品名称

产品检验
合格证明

执行标准号

生产厂厂名
和厂址

生产许可证
标记及编号

出厂日期或
生产批号

品　　名：█████████老视眼
产　　地：浙江 温州
质量等级：合格品
镜架材质：塑料眼镜架（注塑架）
执行标准：GB13511.1-2011
委　托　方：上海████████████
住　　所：上海市████████████
联系地址：上海市████████████
服务电话：400-887-8166
被委托方：浙江██光学有限公司
生产地址：█████████████
　　　　　█████████
电　　话：0577-×××××××
生产许可证：XK16-003-×××××
生产日期/批次：详见镜腿标示

检验
合格

Ⓢ 生产许可
XK16-003-XXXXX

图 1-1-6-1　老视成镜标签

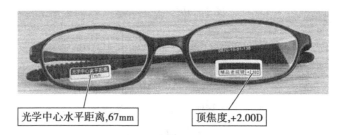

光学中心水平距离,67mm　　　　顶焦度,+2.00D

图 1-1-6-2　老视成镜产品标记

五、练习与评价

1. 按照实施步骤进行练习,完成老视成镜标志的辨识,将结果填入表 1-1-6-2。

表 1-1-6-2　认识老视成镜标志训练记录表

老视成镜编号	项目	检测现象	结果判断	备注
	产品名称			
	老视成镜的处方参数			
	执行标准			
	产品质量检验合格章			
	生产厂家和地址			
	生产许可证标志和编号			
	出厂日期或生产批号			

质检员：　　　　　　　　　日期：

2. 完成任务后,根据训练情况进行考核评价,完成表1-1-6-3。

表1-1-6-3 认识老视成镜标志训练评价表

考评项目	考评标准	个人自评	小组互评	教师评分
职业素养(20分)	1. 不迟到、不早退,按时出勤。(5分)			
	2. 佩证上岗、仪容仪表规范。(5分)			
	3. 文明用语、语言规范。(5分)			
	4. 环境干净、整洁,符合职业标准。(5分)			
关键能力(60分)	1. 全面做好实训的准备工作。(10分)			
	2. 认真进行实训。(10分)			
	3. 仔细记录结果。(10分)			
	4. 积极解决实训中遇到的问题。(10分)			
	5. 能和组员配合,共同完成互评工作。(10分)			
	6. 展现一定的组织协调能力。(10分)			
知识技能(20分)	1. 认真进行知识准备。(5分)			
	2. 能够运用正确的方法进行实训。(5分)			
	3. 具备归纳总结的能力。(5分)			
	4. 具备一定的语言表达能力。(5分)			
总评(100分)				
实训心得				

质检员: 日期: 复检员: 日期:

六、常见问题

1. 质检员对标志核查项目不熟悉,容易漏项。
2. 生产许可 QS 标志中未采用最新版。

七、注意事项

1. 检测过程中,需要认真核实各项标志内容。
2. 检测过程中,要轻拿轻放,以免眼镜受到损伤。

<h1 style="text-align:center;">任务七 认识老视成镜检测结果处理方法</h1>

一、学习目标

1. 判断老视成镜综合质量的合格性。

2. 认识老视成镜检测结果的处理方法。

二、任务描述

针对老视成镜综合质量的检测结果,根据标准进行判断及处理。

三、知识准备

同本篇章任务一到任务六的知识准备。

四、实施步骤

(一)实训准备

填写完整的老视成镜检测训练记录表若干、配装眼镜标准(GB 13511.1-2011)、眼镜镜片标准(GB 10810.1-2005、GB 10810.3-2006)、眼镜架标准(GB/T 14214-2003)。

(二)实训步骤

1. 逐项核对老视成镜的检测结果。

2. 对老视成镜各检测项目的具体情况进行复核。

3. 对老视成镜的检测结果进行判断处理。

五、练习与评价

1. 按照实施步骤进行练习,完成一批老视成镜的检验,将结果记录到表1-1-7-1。

表1-1-7-1　认识老视成镜检测结果处理方法训练记录表

老视成镜编号	检测项目		检测标准	具体情况	判断
	镜架外观质量				
	镜片材料和表面质量				
	球镜顶焦度偏差(主子午面一)(D)				
	球镜顶焦度偏差(主子午面二)(D)				
	柱镜顶焦度偏差(D)				
	两镜片顶焦度互差(D)				
	光学中心水平偏差(mm)				
	光学中心单侧水平偏差(mm)				
	光学中心垂直互差(mm)				
	装配质量				
	可见光透射比 τV(%)(380~780nm)				
	标识	标识1			
		标识2			

2. 完成练习任务后,根据训练情况进行考核评价,完成表1-1-7-2。

表1-1-7-2 认识老视成镜检测结果处理方法训练评价表

考评项目	考评标准	个人自评	小组互评	教师评分
职业素养(20分)	1. 不迟到、不早退,按时出勤。(5分)			
	2. 佩证上岗、仪容仪表规范。(5分)			
	3. 文明用语、语言规范。(5分)			
	4. 环境干净、整洁,符合职业标准。(5分)			
关键能力(60分)	1. 全面做好实训的准备工作。(10分)			
	2. 认真进行实训。(10分)			
	3. 仔细记录结果。(10分)			
	4. 积极解决实训中遇到的问题。(10分)			
	5. 能和组员配合,共同完成互评工作。(10分)			
	6. 展现一定的组织协调能力。(10分)			
知识技能(20分)	1. 认真进行知识准备。(5分)			
	2. 能够运用正确的方法进行实训。(5分)			
	3. 具备归纳总结的能力。(5分)			
	4. 具备一定的语言表达能力。(5分)			
总评(100分)				
实训心得				

质检员: 日期: 复检员: 日期:

六、常见问题

眼镜检测要反复练习,熟记标准,形成专业技能,对各检测项目的具体情况进行正确的判断和处理。一般由质检员独立完成一副眼镜全部的检测项目,由另一名质检员或质检主管进行复检,要求要快速、准确。应避免仅一人质检,防止错漏。

七、注意事项

1. 整个检测过程,需要反复核对老视成镜的数据。

2. 整个检测过程,需要始终注意保持眼镜干净整洁,防止划伤镜片、镜架,影响检测结果的准确性。

3. 处理完检测结果,质检员要对合格老视成镜提供检验合格证明,并进行清洗和包装,以备售卖。

练习题(单选题)

1. 老视成镜顶焦度范围规定为( )。
   A. +1.00D ~ +5.00D   B. +1.00D ~ +4.00
   C. 0.00D ~ +5.00D   D. +1.00D ~ +6.00D

2. 眼镜架标志:52□18-138 100% TITANUM 说法正确的是( )。
   A. 52 代表镜圈尺寸是 52mm,18 代表眼镜镜架的高度是 18mm
   B. 18 代表眼镜镜架的高度是 18mm
   C. 138 代表眼镜 2 个镜架的长度总和是 138mm
   D. "100% TITANUM"的含义是材料是纯钛

3. 光学中心水平偏差是指光学中心水平距离与( )的差值。
   A. 瞳距   B. 镜圈几何中心   C. 光心   D. 眼瞳

4. 批量生产的+2.50DS 老视眼镜光学中心水平距离的标称值与实测数值偏差应该不大于( )毫米。
   A. 2   B. 3   C. 1   D. 5

5. 批量生产的+1.50DS 老视眼镜的两镜片顶焦度互差不得大于( )D。
   A. 0.12   B. 0.25   C. 0.50   D. 0.37

6. 关于老视成镜检测标准,以下说法不正确的是( )。
   A. 镜架外观质量用放大镜来检测
   B. 老视成镜两镜片材料的色泽应该基本一致
   C. 老视成镜金属框架眼镜锁接管的间隙不大于 0.5mm
   D. 老视成镜只需满足可见光谱区的透射比要求即可

7. 老视成镜的外观质量的检测应使用的仪器条件是( )。
   A. 放大镜   B. 不借助工具采用目测法
   C. 放大装置   D. 以上说法均不正确

8. 金属镜架在电镀过程中,金属表面上产生的小坑或小孔叫做( )。
   A. 麻点   B. 针尖小点   C. 擦伤   D. 划伤

9. 金属折叠老视成镜的镜架外观质量检测内容是指( )。
   A. 镜框   B. 桩头、镜腿   C. 鼻托、铰链   D. 以上均是

10. 镜片的表面质量主要是检测以基准点为中心,直径为( )的区域。
    A. 30mm   B. 35mm   C. 30cm   D. 35cm

11. 镜腿张开至极限位置时与眼镜左右桩头连接线之间的夹角是( )。
    A. 前倾角   B. 身腿倾斜角   C. 外张角   D. 以上均不是

12. 塑料全框老视成镜装配质量标准中,两镜腿外张角的范围是( )。
    A. 80° ~ 95°   B. 85° ~ 95°   C. 80° ~ 95°   D. 85° ~ 90°

13. 某+4.00DS 的老视成镜,光学中心单侧水平偏差允差为≤( )毫米。

    A. 9   B. 1.5   C. 4   D. 1

14. 眼镜镜架条码 A-RB-3025-CL-58-140，其中 3025 表示(　　)。

    A. 尺寸   B. 型号   C. 颜色   D. 编码

15. 合格眼镜架的标签标志至少应该包括以下内容(　　)。

    A. 执行的标准代号   B. 产品名称、商标名称

    C. 制造单位名称   D. 以上都是

情境二 定配球镜眼镜检测

某眼镜公司质检员接到任务如下:检测装配好的一副球镜眼镜,配镜处方单据见表1-2-1。

表1-2-0-1 ×××公司配镜处方单

单据编号:2015010100

顾客资料		姓　名	联系电话（地址）	配镜日期	2015 年 3 月 18 日 16 时		
		张三	×××	取镜日期	2015 年 3 月 20 日 12 时		
眼镜架		品牌	型号规格	产地	材料	备注	
		×××	×××	×××	×××		
眼镜片		品牌	材料	产地	贸易名	备注	
		×××	×××	×××	×××		
		球镜度（D）	柱镜度（D）	轴位（°）	棱镜度（△）	基底（°）	瞳距（mm）
配镜处方 □远用√□近用	R	−3.50					62
	L	−3.50					
备注:					单光和多焦点眼镜执行 GB 13511.1-2011		

验光员:×××　　加工员:×××　　质检员:　　日期:　年　月　日

定配球镜眼镜实物见图1-2-0-1、图1-2-0-2。

在发镜前,质检员必须对定配球镜眼镜的产品质量进行检测。质检员首先要核对定配球镜眼镜的单据内容;辨别检测项目及标准要求;其次要对眼镜的外观和装配质量、光学参数及标志进行检测;将检测结果进行记录,对照国家标准进行分析和判断。将检验不合格的眼镜退回定配中心;对合格眼镜提供检验合格证明,进行清洗和包装,做好配发前的准备工作。

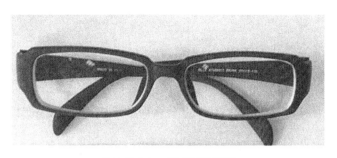

图 1-2-0-1 定配球镜眼镜

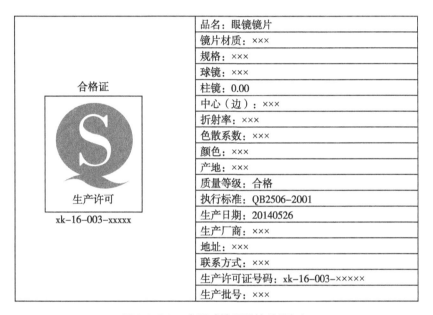

合格证	品名：眼镜镜片
	镜片材质：××
	规格：××
	球镜：××
	柱镜：0.00
	中心（边）：××
	折射率：××
	色散系数：××
	颜色：××
	产地：××
	质量等级：合格
	执行标准：QB2506-2001
	生产日期：20140526
	生产厂商：××
	地址：××
	联系方式：××
	生产许可证号码：xk-16-003-××××
	生产批号：××

图 1-2-0-2 定配球镜眼镜镜片袋标识

任务一 核 对 单 据

一、学习目标

1. 能掌握定配球镜单据参数的含义。
2. 能辨别眼镜架、球镜镜片标志上的商品信息。
3. 能逐项核对单据内容。

二、任务描述

根据定配球镜单据和眼镜、镜片包装袋,辨别镜架、镜片标志上的商品信息,核对单据和实物。

三、知识准备

（一）相关术语和定义

1. 棱镜度（△）　光线通过镜片某一特定点后所产生的偏离。棱镜度的表示单位为厘米每米（cm/m）来表示，单位名称为棱镜屈光度，符号位△。

2.（棱镜）基底取向　在棱镜的主截面内，从顶点到基底投影的取向。

（二）定配球镜单据

定配球镜单据是顾客定配眼镜的处方单，相对老视成镜的单据而言，增加了顾客个人资料、配镜处方等方面的内容。

1. 顾客个人资料　一般由顾客姓名、地址、联系方式等信息组成（见表1-2-0-1）。

2. 顾客的配镜处方　定配球镜眼镜处方由球镜度、瞳距等组成（见表1-2-0-1）。

（三）眼镜片包装袋

作为镜片的外包装，镜片包装袋承载了镜片的主要信息，是核对镜片信息的重要依据（见图1-2-0-2）。

四、实施步骤

（一）实训准备

定配好的球镜（平光镜、正球镜、负球镜）眼镜与配镜单若干、镜片袋若干。

（二）实训步骤

1. 根据眼镜架的标志，核对眼镜架商品信息。

2. 根据镜片标志，核对眼镜片商品信息。

3. 逐项核对定配球镜眼镜实物与单据的信息是否一致。

五、练习与评价

1. 按照实施步骤进行练习，完成定配球镜（平光镜、正球镜、负球镜）眼镜的单据与实物核对，将结果填入表1-2-1-1。

表1-2-1-1　核对定配球镜眼镜单据训练记录表

单据编号	项目	内容	含义	备注
	处方			
	镜架			
	镜片			

质检员：　　　　　　　　　日期：

2. 完成任务后，根据训练情况进行考核评价，完成表1-2-1-2。

表 1-2-1-2　核对定配球镜眼镜单据训练评价表

考评项目	考评标准	个人自评	小组互评	教师评分
职业素养(20分)	1. 不迟到、不早退,按时出勤。(5分)			
	2. 佩证上岗、仪容仪表规范。(5分)			
	3. 文明用语、语言规范。(5分)			
	4. 环境干净、整洁,符合职业标准。(5分)			
关键能力(60分)	1. 全面做好实训的准备工作。(10分)			
	2. 认真进行实训。(10分)			
	3. 仔细记录结果。(10分)			
	4. 积极解决实训中遇到的问题。(10分)			
	5. 能和组员配合,共同完成互评工作。(10分)			
	6. 展现一定的组织协调能力。(10分)			
知识技能(20分)	1. 认真进行知识准备。(5分)			
	2. 能够运用正确的方法进行实训。(5分)			
	3. 具备归纳总结的能力。(5分)			
	4. 具备一定的语言表达能力。(5分)			
总评(100分)				
实训心得				

质检员:　　　日期:　　　　复检员:　　　日期:

六、常见问题

1. 镜片的商品信息较多,容易漏项,要注意观察镜片包装袋的正反面。
2. 镜架的商品信息在镜腿和镜架标签上都有标识,要反复核对,不能漏项。

七、注意事项

与老视成镜的批量生产不同,定配球镜眼镜是根据顾客的要求来加工制作的,每副眼镜的处方和商品信息都不尽相同,在核对定配球镜眼镜单据的过程中,商品信息要反复核对,保证单据与实物眼镜的一致性。

任务二　辨别定配球镜眼镜检测项目和标准要求

一、学习目标

1. 能明确定配球镜眼镜的检测项目。

2. 能辨别定配球镜眼镜的检测方法。

3. 能辨别定配球镜眼镜的标准要求。

二、任务描述

根据配装眼镜标准(GB 13511.1-2011)、单据和实物,辨别定配球镜眼镜检测的项目、方法和标准要求。

三、知识准备

表 1-2-2-1 定配球镜眼镜检测项目及标准要求汇总表

序号	检测项目		依据法律法规或标准条款	检测方法	强制性/推荐性	重要程度分类	
						A 类	B 类
1	镜架外观质量		GB 13511.1 5.4	GB/T 14214 8.3	强制性		●
2	镜片材料和表面质量		GB 13511.1 5.2	GB 10810.1 6.6	强制性		●
3	球镜顶焦度偏差(主子午面一)(D)		GB 13511.1 5.2	GB 10810.1 6.1	强制性	●	
4	球镜顶焦度偏差(主子午面二)(D)		GB 13511.1 5.2	GB 10810.1 6.1	强制性	●	
5	柱镜顶焦度偏差(D)		GB 13511.1 5.2	GB 10810.1 6.1	强制性	●	
6	镜片基准点的最小厚度(mm)		GB 13511.1 5.2	QB 2506 5.5	强制性	●	
7	光学中心水平偏差(mm)		GB 13511.1 5.6.1	GB 13511.1 6.4	强制性	●	
8	光学中心单侧水平偏差(mm)		GB 13511.1 5.6.2	GB 13511.1 6.4	强制性	●	
9	光学中心垂直互差(mm)		GB 13511.1 5.6.3	GB 13511.1 6.4	强制性	●	
10	棱镜度偏差(△)		GB 13511.1 5.6	GB 13511.1 6.5	强制性	●	
11	装配质量		GB 13511.1 5.8	GB 13511.1 5.8	强制性		●
12	可见光透射比 $\tau V(\%)$ (380 ~ 780nm)		GB 13511.1 5.3	GB 10810.3 6.4	强制性		●
13	标识	标识 1	GB 13511.1 7.1b)	目测	强制性		●
14		标识 2	GB 13511.1 7.1a)	目测	强制性		●
a 极重要质量项目;b 重要质量项目。							
备注	1. 验配眼镜所用镜片有染色时透射性能应符合 GB 10810.3 5.3 要求,使用光致变色镜片时应符合 GB 10810.3 5.5 要求,当验配眼镜明示可适合作驾驶镜时应符合 GB 10810.3 5.4 要求。 2. 标识 1 项目包括验配眼镜的顶焦度、轴位、瞳距等处方参数;当处方中包含本表中未列的参数时,这些参数也应符合 GB 13511.1 要求。 3. 标识 2 项目包括生产厂厂名、厂址、产品所执行的标准、出厂日期或生产批号。						

四、实施步骤

（一）实训准备

定配球镜眼镜及单据若干；眼镜片标准（GB 10810.1-2005，GB 10810.3-2006，QB 2506）、眼镜架标准（GB/T 14214）、配装眼镜标准（GB 13511.1-2011）。

（二）实训步骤

1. 检查定配球镜眼镜的单据、实物是否完好。
2. 对照配装眼镜标准（GB 13511.1-2011），明确检测项目。
3. 找出对应的标准要求和检测方法。

五、练习与评价

1. 按照实施步骤进行练习，完成若干定配球镜眼镜的检验项目和标准要求的认知，将具体要求记录到表1-2-2-2。

表1-2-2-2 辨别定配球镜眼镜检测项目和标准训练记录表

定配球镜眼镜编号	检测项目		检测标准	检测方法	备注
	镜架外观质量				
	镜片材料和表面质量				
	球镜顶焦度偏差（主子午面一）（D）				
	球镜顶焦度偏差（主子午面二）（D）				
	柱镜顶焦度偏差（D）				
	镜片基准点的最小厚度（mm）				
	光学中心水平偏差（mm）				
	光学中心单侧水平偏差（mm）				
	光学中心垂直互差（mm）				
	棱镜度偏差（△）				
	装配质量				
	可见光透射比 τV（%）（380nm～780nm）				
	标识	标识1			
		标识2			

2. 完成练习任务后，根据训练情况进行考核评价，完成表1-2-2-3。

表1-2-2-3 辨别定配球镜眼镜检测项目和标准训练评价表

考评项目	考评标准	个人自评	小组互评	教师评分
职业素养(20分)	1. 不迟到、不早退,按时出勤。(5分)			
	2. 佩证上岗、仪容仪表规范。(5分)			
	3. 文明用语、语言规范。(5分)			
	4. 环境干净、整洁,符合职业标准。(5分)			
关键能力(60分)	1. 全面做好实训的准备工作。(10分)			
	2. 认真进行实训。(10分)			
	3. 仔细记录结果。(10分)			
	4. 积极解决实训中遇到的问题。(10分)			
	5. 能和组员配合,共同完成互评工作。(10分)			
	6. 展现一定的组织协调能力。(10分)			
知识技能(20分)	1. 认真进行知识准备。(5分)			
	2. 能够运用正确的方法进行实训。(5分)			
	3. 具备归纳总结的能力。(5分)			
	4. 具备一定的语言表达能力。(5分)			
总评(100分)				
实训心得				

质检员: 日期: 复检员: 日期:

六、常见问题

1. 检测项目不齐全,存在漏项。
2. 检测项目与对应的方法和标准要求不一致,容易混淆。
3. 相同检测项目,定配球镜眼镜与老视成镜的标准不同,辨别不清晰。

七、注意事项

每一副定配球镜眼镜的单据和实物都有独特性,在检验过程中,要特别注意检验完一副包好一副,防止混淆,影响后续的检验。

任务三 检测金属半框眼镜外观质量

一、学习目标

1. 认识定配金属半框眼镜的外观质量标准。

2. 辨识定配金属半框眼镜外观检测的要点和参数。

3. 能判断定配金属半框眼镜的外观质量。

二、任务描述

根据配装眼镜标准 GB 13511.1-2011,辨识金属半框眼镜外观检测的要点和参数,通过目测判断金属半框眼镜的外观质量并进行记录。

三、知识准备

1. 相关术语和定义 镜片崩边指镜片边缘的缺口。

2. 定配金属半框眼镜外观质量检测装置 同检测金属折叠老视成镜外观质量的检测装置。

3. 定配金属半框眼镜外观质量标准 同检测金属折叠老视成镜外观质量的标准。

四、实施步骤

(一)实训准备

定配金属半框眼镜若干及配装眼镜标准(GB 13511.1-2011)、眼镜片标准(GB 10810.1-2005)、眼镜架标准(GB/T 14214-2003)。

(二)实训步骤

1. 镜圈与鼻梁检测 同检测金属折叠老视成镜外观质量的步骤。

2. 桩头检测 同检测金属折叠老视成镜外观质量的步骤。

3. 镜腿检测 同检测金属折叠老视成镜外观质量的步骤。

4. 鼻托检测 同检测金属折叠老视成镜外观质量的步骤。

5. 铰链检测 同检测金属折叠老视成镜外观质量的步骤。

6. 镜片表面质量检测 同检测金属折叠老视成镜外观质量的步骤。

(1)观察镜片表面质量。

(2)镜片合格的判断标准。

7. 定配金属半框镜架的镜片开槽部分的外观质量

(1)运用目测方式,查看镜片开槽部分的外观质量,如图 1-2-3-1 所示。

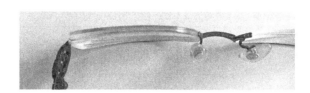

图 1-2-3-1 观察定配金属半框眼镜镜片开槽部分

(2)开槽部分外观合格的判断标准:左右两镜片抛光均匀,左右两镜片不允许有崩边、缺损。

五、练习与评价

1. 按照实施步骤进行练习,完成金属半框眼镜外观质量的检测,将结果填入表 1-2-3-1。

表1-2-3-1 检测金属半框眼镜外观质量训练记录表

半框眼镜编号	项目	检测现象	结果判断	备注
	镜圈与鼻梁			
	桩头			
	镜腿			
	鼻托			
	铰链			
	镜片表面质量			
	开槽部分质量			

质检员： 日期：

2. 完成任务后，根据训练情况进行考核评价，完成表1-2-3-2。

表1-2-3-2 检测金属半框眼镜外观质量训练评价表

考评项目	考评标准	个人自评	小组互评	教师评分
职业素养(20分)	1. 不迟到、不早退，按时出勤。(5分)			
	2. 佩证上岗、仪容仪表规范。(5分)			
	3. 文明用语、语言规范。(5分)			
	4. 环境干净、整洁，符合职业标准。(5分)			
关键能力(60分)	1. 全面做好实训的准备工作。(10分)			
	2. 认真进行实训。(10分)			
	3. 仔细记录结果。(10分)			
	4. 积极解决实训中遇到的问题。(10分)			
	5. 能和组员配合，共同完成互评工作。(10分)			
	6. 展现一定的组织协调能力。(10分)			
知识技能(20分)	1. 认真进行知识准备。(5分)			
	2. 能够运用正确的方法进行实训。(5分)			
	3. 具备归纳总结的能力。(5分)			
	4. 具备一定的语言表达能力。(5分)			
总评(100分)				
实训心得				

质检员： 日期： 复检员： 日期：

六、常见问题

1. 在检测过程中,先检测镜架的外观质量,再检测镜片的表面质量。

2. 在检测过程中,外观质量中的疵病评判有一定的主观性,需要累积一定的实践经验,可在实训中多加练习。

七、注意事项

1. 调整质检员座位的高低,使眼睛与检测装置的照明水平或稍微高于照明。

2. 检测镜片表面质量时,手不要触及镜片表面。

3. 检测过程中若要擦拭镜片,请使用无尘纸,以免划伤镜片。

4. 金属半框眼镜的检测,不要遗漏对镜片开槽部分的外观质量检测。

任务四   检测金属半框眼镜装配质量

一、学习目标

1. 认识定配金属半框眼镜的装配质量标准。

2. 辨识定配金属半框眼镜装配质量检测的要点和参数。

3. 能判断定配金属半框眼镜的装配质量。

二、任务描述

根据配装眼镜标准 GB 13511.1-2011,辨识金属半框眼镜装配质量检测的要点和参数,通过目测判断金属半框眼镜的装配质量并进行记录。

三、知识准备

（一）工具

1. 量角器   用于测量眼镜的外张角。

2. 镜架角度测量仪   用于测量眼镜身腿倾斜角。

（二）定配金属半框眼镜装配质量标准

同《检测塑料全框老视成镜装配质量》的装配质量标准。

四、实施步骤

（一）实训准备

定配金属半框眼镜、工具若干及配装眼镜标准（GB 13511.1-2011）、眼镜片标准（GB 10810.1-2005）、眼镜架标准（GB/T 14214-2003）。

（二）实训步骤

1. 检测定配金属半框眼镜尼龙丝的松紧度

（1）左手拿镜架,右手旋转已装配好的镜片,手势如图1-2-4-1所示。

（2）两镜片都不易旋转,判断尼龙丝松紧度合适。

2. 目视检测,两镜片材料的色泽应基本一致。

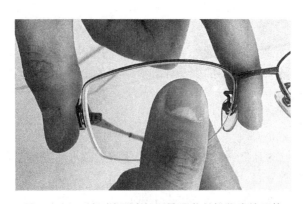

图 1-2-4-1　检测金属半框眼镜尼龙丝松紧度的手势

3. 镜片与镜圈的几何形状应基本相似且左右对齐,装配后不松动,无明显缝隙。

4. 左右两镜面应保持相对平整。

5. 左右两鼻托(若有)应对称。

6. 左右两镜腿的外张角 80°～95°,且对称。同《检测塑料全框老视成镜装配质量》的步骤。

7. 左右身腿倾斜角 8°～15°,互差不大于 2.5°。同《检测塑料全框老视成镜装配质量》的步骤。

8. 两镜腿张开平放或倒伏以及镜腿折叠放置,均保持平整。同《检测塑料全框老视成镜装配质量》的步骤。

五、练习与评价

1. 按照实施步骤进行练习,完成定配金属半框眼镜装配质量的检测,将结果填入表 1-2-4-1。

表 1-2-4-1　检测定配金属半框眼镜装配质量训练记录表

金属半框眼镜编号	项目	检测现象	结果判断	备注
	尼龙丝松紧度			
	色泽			
	镜圈与镜片几何形状			
	镜面			
	鼻托			
	外张角			
	身腿倾斜角			
	眼镜放置			

质检员:　　　　　　　　　日期:

2. 完成任务后,根据训练情况进行考核评价,完成表 1-2-4-2。

表 1-2-4-2   检测定配金属半框眼镜装配质量训练评价表

考评项目	考评标准	个人自评	小组互评	教师评分
职业素养(20 分)	1. 不迟到、不早退,按时出勤。(5 分)			
	2. 佩证上岗、仪容仪表规范。(5 分)			
	3. 文明用语、语言规范。(5 分)			
	4. 环境干净、整洁,符合职业标准。(5 分)			
关键能力(60 分)	1. 全面做好实训的准备工作。(10 分)			
	2. 认真进行实训。(10 分)			
	3. 仔细记录结果(10 分)			
	4. 积极解决实训中遇到的问题。(10 分)			
	5. 能和组员配合,共同完成互评工作。(10 分)			
	6. 展现一定的组织协调能力。(10 分)			
知识技能(20 分)	1. 认真进行知识准备。(5 分)			
	2. 能够运用正确的方法进行实训。(5 分)			
	3. 具备归纳总结的能力。(5 分)			
	4. 具备一定的语言表达能力。(5 分)			
总评(100 分)				
实训心得				

质检员: 日期: 复检员: 日期:

六、常见问题

1. 在检测过程中,金属半框眼镜尼龙丝松紧度的检测带有一定的主观性,需积累一定的实践经验,在实训中多加练习。

2. 在装配质量检测过程中容易忽略某些项目,如两镜腿张开平放或倒伏均保持平整,需予以重视。

七、注意事项

1. 检测过程中,需要提供充足的照明。

2. 检测过程中,要轻拿轻放,以免眼镜受到损伤。

八、拓展知识

应   力

(一)定义

应力是单位面积上所承受的附加内力。材料由于在外力作用下物体内各部分之间产生相互作用使物体变形从而影响视觉效果。

（二）工具

1. 应力仪的结构　应力仪是由电源和两片偏光板组成的一种检测装置,其外形如图1-2-4-2所示。

2. 检测操作步骤

（1）接通电源,打开开关。

（2）将被检测的眼镜放置于仪器的检偏器和起偏器中间。

（3）质检员从检偏器的正上方向下观察,可观察到镜片周边在镜圈中的应力情况。

（三）检测结果分析

1. 应力要求　通过使用应力仪对加工后的眼镜镜片周边在镜圈中应力情况的检测,要求镜片周边在镜圈中的应力基本均匀一致。

2. 通过应力仪检测,可观察到如下四种情况。

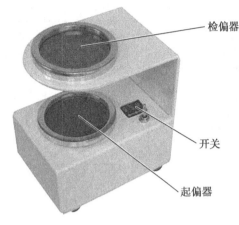

图1-2-4-2　应力仪

（1）应力均匀:被检测镜片周边几乎没有条状或片状的烟雾状图形(图1-2-4-3)。

（2）应力过强:被检测镜片周边出现乌云状、烟雾状等形状的阴影,呈放射状锐角线条向镜片中央延伸(图1-2-4-4)。

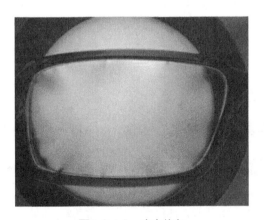

图1-2-4-3　应力均匀

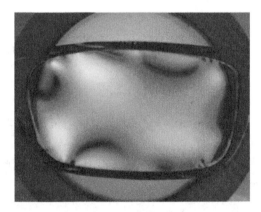

图1-2-4-4　应力过强

（3）应力局部过强:被检测镜片周边局部出现乌云状、烟雾状等形状的阴影,呈放射状锐角线条向镜片中央延伸(图1-2-4-5)。

（4）应力过弱:被检测镜片周边几乎不出现乌云状、烟雾状等形状的阴影(图1-2-4-6)。

（四）镜片应力不均匀产品的后果

1. 镜片应力不均匀,视物感觉波浪起伏、路面感觉不平,人为造成视觉不舒适。

2. 玻璃镜片应力不均匀,往往产生自裂。

3. 树脂镜片应力不均匀,易产生视物扭曲变形。

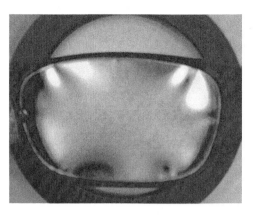
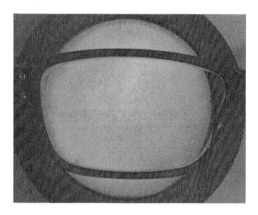

图 1-2-4-5 应力局部过强　　　　　　图 1-2-4-6 应力过弱

任务五　检测定配球镜眼镜光学参数

一、学习目标

1. 认识定配球镜眼镜的光学参数标准。
2. 辨识定配球镜眼镜光学参数检测的要点。
3. 能判断定配球镜眼镜光学参数的合格性。

二、任务描述

根据配装眼镜国家标准 GB 13511.1-2011,使用焦度计及其他工具对定配球镜眼镜的相关光学参数进行检测,核对单据,判断定配球镜眼镜的光学参数是否符合国家标准并进行记录。

三、知识准备

(一)工具

焦度计、直尺,同第一篇情境一任务五中检测工具部分内容。

(二)定配球镜眼镜光学参数的国家标准

1. 球镜眼镜的顶焦度应符合 GB 13511.1-2011 5.2(GB 10810.1-2005 5.1.2.1 镜片顶焦度)规定的要求,同情境一任务五中顶焦度的标准部分内容。

2. 定配眼镜光学中心水平距离偏差应符合 GB 13511.1-2011 5.6.1 的规定,见表 1-2-5-1。

表 1-2-5-1　定配眼镜的两镜片光学中心距离偏差

顶焦度绝对值最大的子午面上的顶焦度值(D)	0.00 ~ 0.50	0.75 ~ 1.00	1.25 ~ 2.00	2.25 ~ 4.00	≥4.25
光学中心水平距离允差	0.67△	±6.0mm	±4.0mm	±3.0mm	±2.0mm

注意:当左右两镜片顶焦度有差异时,按镜片顶焦度绝对值大的一侧进行考核。

45

3. 定配眼镜的水平光学中心与眼瞳的单侧偏差均不应大于表 1-2-5-1 中光学中心水平距离允差的二分之一。

4. 定配眼镜的光学中心垂直互差应符合 GB 13511.1-2011 5.6.3 的规定,同第一篇情境一任务五中光学中心垂直互差的标准部分内容,见表 1-2-5-2。

表 1-2-5-2　定配眼镜的光学中心垂直互差

顶焦度绝对值最大的子午面上的顶焦度值(D)	0.00~0.50	0.75~1.00	1.25~2.50	>2.50
光学中心垂直互差	≤0.50△	≤3.0mm	≤2.0mm	≤1.0mm

注意:当左右两镜片顶焦度有差异时,按镜片顶焦度绝对值大的一侧进行考核。

5. 定配眼镜的棱镜度应符合 GB 10810.1-2005 5.1.4 规定的要求:单光镜片的标称棱镜度为零,其在镜片几何中心处所测得的棱镜度偏差应符合表 1-2-5-3 中关于 0.00~2.00D 的允差的规定。

表 1-2-5-3　光学中心和棱镜度的允差

标称棱镜度△	水平棱镜度允差△	垂直棱镜度允差△
0.00~2.00	$\pm(0.25+0.1\times S_{max})$	$\pm(0.25+0.05\times S_{max})$
>2.00~10.00	$\pm(0.37+0.1\times S_{max})$	$\pm(0.37+0.05\times S_{max})$
>10.00	$\pm(0.50+0.1\times S_{max})$	$\pm(0.50+0.05\times S_{max})$

注:S_{max} 表示绝对值最大的子午面上的顶焦度值。

四、实施步骤

(一)实训准备

定配球镜若干、焦度计、直尺及配装眼镜标准(GB 13511.1-2011)、眼镜片标准(GB 10810.1-2005)。

(二)实训步骤

以定配球镜眼镜 R:−5.75DS,L:−3.25DS,PD=63mm 为例,对其光学参数进行检测。

1. 检测顶焦度允差　用焦度计分别测出定配球镜眼镜的左右顶焦度值,填入表 1-2-5-4。

表 1-2-5-4　定配球镜眼镜顶焦度检测记录表

检测项目		标称值	实测值	偏差	允差	判断	
右镜片	球镜度	−5.75	−5.70	+0.05	0.12	合格	合格
	柱镜度	0.00	−0.01	−0.01	0.12	合格	
	球柱联合	−5.75	−5.71	+0.04	0.12	合格	
左镜片	球镜度	−3.25	−3.36	−0.11	0.12	合格	不合格
	柱镜度	0.00	−0.02	−0.02	0.12	合格	
	球柱联合	−3.25	−3.38	−0.13	0.12	不合格	

2. 检测定配球镜眼镜的棱镜度允差　用焦度计测出球镜眼镜的棱镜度,读数并记录,如表 1-2-5-5 进行填写并判断。

表 1-2-5-5 定配球镜眼镜棱镜度检测记录表

检测项目		标称值	实测值	偏差	允差	判断	
右镜片	水平棱镜度	0.00	0.08	0.08	0.825	合格	合格
	垂直棱镜度	0.00	0.05	0.05	0.5375	合格	
左镜片	水平棱镜度	0.00	0.05	0.05	0.575	合格	合格
	垂直棱镜度	0.00	0.03	0.03	0.4125	合格	

3. 检测光学中心水平偏差 同第一篇情境一任务五。

此实例中,光学中心水平距离实测值为 64.5mm,处方瞳距是 63mm。对照国标要求,左右两镜片顶焦度有差异时,按镜片顶焦度绝对值大的一侧进行考核,按–5.75DS 进行考核允差为±2.0mm,判断此项目合格。

4. 检测光学中心单侧水平偏差 同第一篇情境一任务五。

此实例中,右单侧光学中心水平距离实测值为 32mm,左单侧光学中心水平距离实测值为 32.5mm,单眼瞳距是 31.5mm。对照国标要求,左右两镜片顶焦度有差异时,按镜片顶焦度绝对值大的一侧进行考核,按–5.75DS 进行考核允差为±1.0mm,右光学中心单侧水平距离在允差内,左光学中心单侧水平距离也在允差范围内,判断此项目合格。

5. 检测光学中心垂直距离 同第一篇情境一任务五检测。

右片光学中心垂直距离实测值为 17.5mm,左片光学中心垂直距离实测值为 18mm。计算垂直互差为 0.5mm,查看国标,互差应≤1.0mm,判断此项目合格。

五、练习与评价

1. 按照实施步骤进行练习,完成定配球镜眼镜光学参数的检测,将结果记录到表 1-2-5-6。

表 1-2-5-6 检测定配球镜眼镜光学参数训练记录表

球镜眼镜编号	检测项目	标称值	实测值	误差	国标允差	判断
	右片顶焦度(D)					□合格 □不合格
	左片顶焦度(D)					□合格 □不合格
	棱镜度(△)					□合格 □不合格
	光学中心水平偏差(mm)					□合格 □不合格
	右眼光学中心单侧水平偏差(mm)					□合格 □不合格
	左眼光学中心单侧水平偏差(mm)					□合格 □不合格
	光学中心垂直互差(mm)					□合格 □不合格

质检员:　　　　　　　　　日期:

2. 完成任务后,根据训练情况进行考核评价,完成表1-2-5-7。

表1-2-5-7　检测定配球镜眼镜光学参数训练评价表

考评项目	考评标准	个人自评	小组互评	教师评分
职业素养(20分)	1. 不迟到、不早退,按时出勤。(5分)			
	2. 佩证上岗、仪容仪表规范。(5分)			
	3. 文明用语、语言规范。(5分)			
	4. 环境干净、整洁,符合职业标准。(5分)			
关键能力(60分)	1. 全面做好实训的准备工作。(10分)			
	2. 认真进行实训。(10分)			
	3. 仔细记录结果。(10分)			
	4. 积极解决实训中遇到的问题。(10分)			
	5. 能和组员配合,共同完成互评工作。(10分)			
	6. 展现一定的组织协调能力。(10分)			
知识技能(20分)	1. 认真进行知识准备。(5分)			
	2. 能够运用正确的方法进行实训。(5分)			
	3. 具备归纳总结的能力。(5分)			
	4. 具备一定的语言表达能力。(5分)			
总评(100分)				
实训心得				

质检员:　　　日期:　　　复检员:　　　日期:

六、常见问题

1. 对检测项目的标准不熟悉,判断错误。

2. 实际检测中,至少测量3次以上,求平均值,以减少误差。

3. 顶焦度检测中,一定要对3个纬度进行评判,分别是球镜顶焦度、柱镜顶焦度和球柱联合顶焦度。

七、注意事项

1. 实际检测中要保证焦度计的测量精度为0.01D。用自动焦度计测量棱镜度并记录。

2. 检测过程中,要轻拿轻放,以免眼镜受到损伤。

3. 注意检测光学中心水平距离偏差,垂直互差等项目时,当左右两镜片顶焦度有差异时,按镜片顶焦度绝对值大的一侧进行考核。

任务六 检测定配球镜眼镜标志

一、学习目标

1. 认识定配球镜眼镜的标志内容。
2. 辨识定配球镜眼镜标志的要点和参数。
3. 能判断定配球镜眼镜标志的合格性。

二、任务描述

根据配装眼镜标准 GB 13511.1-2011,辨识定配球镜眼镜标志的要点和参数,判断定配球镜眼镜标志的合格性并进行记录。

三、知识准备

定配球镜眼镜的标志内容应符合 GB 13511.1-2011 中 7.1 的规定(表 1-2-6-1)。

表 1-2-6-1 标志内容

项 目	要 求
配镜处方单	规范书写顶焦度、瞳距等处方参数
质检员签名	质检员的签名
产品质量检验合格章	加盖产品检验合格章
执行标准	标明产品所执行的标准
厂名厂址	此定配眼镜的加工场所名称及其地址
出厂日期或生产批号	标明取件日期
定配眼镜的眼镜架	处方单标明品牌、型号、材质
定配眼镜的眼镜镜片	处方单标明品牌、折射率、材料名称

四、实施步骤

（一）实训准备

定配球镜眼镜标志若干及配装眼镜标准（GB 13511.1-2011）、眼镜片标准（GB 10810.1-2005）、眼镜架标准（GB/T 14214-2003）。

（二）实训步骤

1. 产品名称核查标明"配装眼镜"或"定配眼镜"。
2. 顶焦度、瞳距等参数的核查。
（1）镜架品牌、型号、材质。
（2）镜片品牌、折射率、材料名称。
（3）左右眼的球镜顶焦度。
（4）瞳距(最好是单眼瞳距)。
（5）配镜高度(多焦点或渐变焦眼镜适用)。
（6）附加顶焦度(多焦点或渐变焦,须有此数值)。
（7）处方棱镜度(若无处方棱镜,无须提供此数值)。
（8）棱镜度。

（9）矫正视力。

3. 生产厂厂名、厂址的核查。

（1）加工地所属公司名称。

（2）加工地所在地址。

4. 产品所执行标准的核查。

（1）GB 13511.1-2011（适用于单光和多焦点眼镜）。

（2）GB 13511.2-2011（适用于渐变焦眼镜）。

5. 产品质量检验合格证明的核查。

（1）检验合格章。

（2）质检员签名。

6. 出厂日期或生产批号的核查必须标明相应的日期。

如示例图 1-2-6-1 所示。

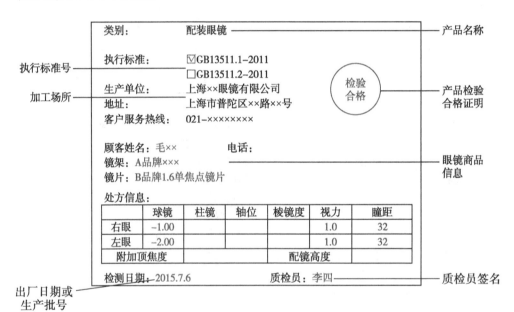

图 1-2-6-1 球镜眼镜标志示例

五、练习与评价

1. 按照实施步骤进行练习，完成定配球镜眼镜标志的检测，将结果填入表 1-2-6-2。

表 1-2-6-2 检测定配球镜眼镜标志训练记录表

球镜眼镜编号	项目	标准内容	判断结果	备注
	产品名称			
	球镜眼镜的处方参数			
	执行标准			
	产品质量检验合格章			
	生产厂家和地址			
	出厂日期或生产批号			

质检员： 日期：

2. 完成任务后,根据训练情况进行考核评价,完成表1-2-6-3。

表1-2-6-3 检测定配球镜眼镜标志训练评价表

考评项目	考评标准	个人自评	小组互评	教师评分
职业素养(20分)	1. 不迟到、不早退,按时出勤。(5分)			
	2. 佩证上岗、仪容仪表规范。(5分)			
	3. 文明用语、语言规范。(5分)			
	4. 环境干净、整洁,符合职业标准。(5分)			
关键能力(60分)	1. 全面做好实训的准备工作。(10分)			
	2. 认真进行实训。(10分)			
	3. 仔细记录结果(10分)			
	4. 积极解决实训中遇到的问题。(10分)			
	5. 能和组员配合,共同完成互评工作。(10分)			
	6. 展现一定的组织协调能力。(10分)			
知识技能(20分)	1. 认真进行知识准备。(5分)			
	2. 能够运用正确的方法进行实训。(5分)			
	3. 具备归纳总结的能力。(5分)			
	4. 具备一定的语言表达能力(5分)			
总评(100分)				
实训心得				

质检员: 日期: 复检员: 日期:

六、常见问题

1. 质检员对核查项目不熟悉,容易漏项。

2. 核查执行标准时,要对应相关国家标准,如单光和多焦点配装眼镜的执行标准为 GB 13511.1-2011;渐变焦配装眼镜执行标准为 GB 13511.2-2011。

七、注意事项

1. 检测过程中,需要仔细核对各项信息。

2. 检测过程中,要轻拿轻放,以免眼镜受到损伤。

任务七 处理定配球镜眼镜检测结果

一、学习目标

1. 判断定配球镜眼镜综合质量的合格性。

2. 认识定配球镜眼镜检测结果的处理方法。

二、任务描述

针对定配球镜眼镜综合质量的检测结果,根据标准进行判断及处理。

三、知识准备

同本篇章任务一到任务六的知识准备。

四、实施步骤

(一)实训准备:

填写完整的定配球镜眼镜检测训练记录表若干、配装眼镜标准(GB 13511. 1-2011)、眼镜镜片标准(GB 10810. 1-2005、GB 10810. 3-2006)、眼镜架标准(GB/T 14214-2003)。

(二)实训步骤:

1. 逐项核对定配球镜眼镜的检测结果。

2. 对定配球镜眼镜各检测项目的具体情况进行复核。

3. 对定配球镜眼镜的检测结果进行判断处理。

五、练习与评价

1. 按照实施步骤进行练习,完成一批定配球镜眼镜的检验,将结果记录到表 1-2-7-1。

表 1-2-7-1　处理定配球镜眼镜检测结果训练记录表

定配球镜眼镜编号	检测项目		检测标准	具体情况	判断
	镜架外观质量				
	镜片材料和表面质量				
	球镜顶焦度偏差(主子午面一)(D)				
	球镜顶焦度偏差(主子午面二)(D)				
	柱镜顶焦度偏差(D)				
	棱镜度偏差(△)				
	光学中心水平偏差(mm)				
	光学中心单侧水平偏差(mm)				
	光学中心垂直互差(mm)				
	装配质量				
	可见光透射比 τV(%)(380~780nm)				
	标识	标识 1			
		标识 2			

2. 完成练习任务后,根据训练情况进行考核评价,完成表 1-2-7-2。

表1-2-7-2　处理定配球镜眼镜检测结果训练评价表

考评项目	考评标准	个人自评	小组互评	教师评分
职业素养(20分)	1. 不迟到、不早退，按时出勤。(5分)			
	2. 佩证上岗、仪容仪表规范。(5分)			
	3. 文明用语、语言规范。(5分)			
	4. 环境干净、整洁，符合职业标准。(5分)			
关键能力(60分)	1. 全面做好实训的准备工作。(10分)			
	2. 认真进行实训。(10分)			
	3. 仔细记录结果。(10分)			
	4. 积极解决实训中遇到的问题。(10分)			
	5. 能和组员配合，共同完成互评工作。(10分)			
	6. 展现一定的组织协调能力。(10分)			
知识技能(20分)	1. 认真进行知识准备。(5分)			
	2. 能够运用正确的方法进行实训。(5分)			
	3. 具备归纳总结的能力。(5分)			
	4. 具备一定的语言表达能力。(5分)			
总评(100分)				
实训心得				

质检员：　　　　日期：　　　　复检员：　　　　日期：

六、常见问题

眼镜检测要反复练习，熟记标准，形成专业技能，对各检测项目的具体情况进行正确的判断和处理，一般由质检员独立完成一副定配球镜眼镜全部的检测项目，由另一名质检员或质检主管进行复检。

七、注意事项

1. 整个检测过程，需要反复核对定配球镜眼镜的数据。

2. 整个检测过程，需要始终注意保持眼镜干净整洁，防止划伤镜片、镜架，影响检测结果的准确性。

3. 处理完检测结果，质检员要对合格定配球镜眼镜提供检验合格证明，并进行清洗和包装，以备发镜。

 练习题(单选题)

1. 焦度计检测顶焦度−4.50DS镜片，国标的允差是(　　　)

A. ±0.12D　　　　B. ±0.18D　　　　C. ±0.25D　　　　D. ±0.37D

2. 在眼镜处方中"SPH"的含义是( )。

    A. 球镜屈光度   B. 柱镜屈光度   C. 柱镜轴位   D. 瞳距

3. 镜架上 54-20-140 符号的含义是( )。

    A. 方框法表示镜架的规格尺寸镜圈的高度为 54,鼻梁尺寸为 20

    B. 基准线法表示镜架的规格尺寸,镜圈的垂直尺寸为 54,鼻梁尺寸为 20

    C. 方框法表示镜架的规格尺寸,镜圈的水平尺寸为 54,鼻梁尺寸为 20

    D. 基准线法表示镜架的规格尺寸,镜圈的水平尺寸为 54,鼻梁尺寸为 20

4. 关于定配球镜检测标准,以下说法不正确的是( )。

    A. 镜架外观质量用目测法来检测

    B. 定配球镜两镜片材料的色泽应该基本一致

    C. 定配球镜金属框架眼镜锁接管的间隙必须≤0.5mm

    D. 定配球镜只需满足可见光谱区的透射比要求即可

5. +2.50DS 定配球镜光学中心水平偏差国际允差为( )毫米。

    A. 2   B. 3   C. 1   D. 5

6. +1.50DS 定配球镜的两镜片顶焦度国际允差为( )。

    A. 0.12   B. 0.25   C. 0.50   D. 0.37

7. 定配金属半框眼镜的镜架外观质量表面应光滑,没有( )的麻点、颗粒和明显擦伤。

    A. Φ≥0.5mm   B. Φ≤0.5mm   C. Φ>0.5mm   D. Φ<0.5mm

8. 关于镜片合格的判断标准,主要研究在以( )为中心,直径为( )毫米的区域。

    A. 基准点,15   B. 基准点,30   C. 光心,15   D. 光心,30

9. 焦度计主要用于测量眼镜片的( )。

    A. 折射率   B. 色散系数   C. 顶焦度   D. 厚度

10. 金属框架眼镜锁接管的间隙应( )才符合标准。

    A. ≤0.5mm   B. ≥0.5mm   C. <0.5mm   D. >0.5mm

11. 定配金属半框眼镜的装配检查中,左右两腿的外张角允差是( )。

    A. 80°~90°   B. 85°~95°   C. 80°~95°   D. 85°~90°

12. 定配金属半框眼镜的装配检查中,左右身腿倾斜角( )。

    A. 8°~15°   B. 5°~15°   C. 8°~10°   D. 10°~15°

13. 镜片内在质量的标准为:在以基准点为中心,直径 30 毫米的区域内不能存有影响视力的( )等内在缺陷。

    A. 霍光、螺旋形   B. 橘皮   C. 霉斑   D. 橘皮、霉斑

14. 定配金属半框眼镜的装配检查中,左右身腿倾斜角互差不大于( )。

    A. 8°~10°   B. 8°~15°   C. 1.5°   D. 2.5°

15. 定配金属半框眼镜装配质量标准包括( )。

    A. 两镜片材料的色泽   B. 眼镜外观

    C. 镜片与镜圈的几何形状、整形要求   D. 以上均是

情境三　柱镜眼镜检测

情 境 描 述

　　某眼镜公司质检员接到任务如下:检测装配好的一副柱镜眼镜,配镜处方单据见表1-3-0-1。

表1-3-0-1　×××公司配镜处方单

单据编号:2015020100

顾客资料		姓　名	联系电话(地址)	配镜日期	2015 年 3 月 18 日 16 时	
		张三	×××	取镜日期	2015 年 3 月 20 日 12 时	
眼镜架		品牌	型号规格	产地	材料	备注
		×××	×××	×××	×××	×××
眼镜片		品牌	材料	产地	贸易名	备注
		×××	×××	×××	×××	×××
		球镜度 (D)	柱镜度 (D)	轴位 (°)	棱镜度 (△)	基底 (°)	瞳距 (mm)
配镜处方 □远用√近用	R	−4.00	−1.00	90			68
	L	−4.00	−0.75	100			
备注:					单光和多焦点眼镜执行 GB 13511.1-2011		

　　验光员:×××　　加工员:×××　　质检员:　　　日期:　　年　　月　　日

　　柱镜眼镜实物见图1-3-0-1、图1-3-0-2。

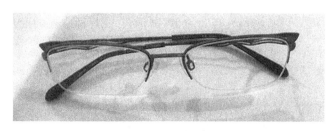

图1-3-0-1　柱镜眼镜

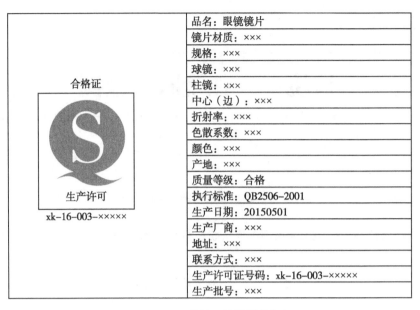

合格证	品名：眼镜镜片
	镜片材质：×××
	规格：×××
	球镜：×××
	柱镜：×××
	中心（边）：×××
	折射率：×××
	色散系数：×××
	颜色：×××
	产地：×××
	质量等级：合格
	执行标准：QB2506-2001
	生产日期：20150501
生产许可	生产厂商：×××
xk-16-003-×××××	地址：×××
	联系方式：×××
	生产许可证号码：xk-16-003-×××××
	生产批号：×××

图1-3-0-2　柱镜眼镜镜片袋标识

在发镜前,质检员必须对柱镜眼镜的产品质量进行检测。质检员首先要核对柱镜眼镜的单据内容;辨别检测项目及标准要求;其次要对眼镜的外观和装配质量、光学参数及标志进行检测;将检测结果进行记录,对照国家标准进行分析和判断。将检验不合格的眼镜退回定配中心;对合格眼镜提供检验合格证明,进行清洗和包装,做好配发前的准备工作。

任务一　核 对 单 据

一、学习目标

1. 能掌握柱镜眼镜单据参数的含义。
2. 能辨别眼镜架、球镜镜片标志上的商品信息。
3. 能逐项核对单据内容。

二、任务描述

根据柱镜眼镜单据和眼镜、镜片包装袋,辨别镜架、镜片标志上的商品信息,核对单据和实物。

三、知识准备

（一）相关术语和定义
柱镜轴　镜片上选为顶焦度参照基准的主子午面的方向。
（二）柱镜眼镜单据
柱镜眼镜单据是顾客定配眼镜的处方单,相对定配球镜眼镜的单据而言,配镜处方增加了柱镜度、轴位方向的内容,即柱镜眼镜处方由球镜度、柱镜度、轴位、瞳距等组成,见表1-3-0-1。

四、实施步骤

(一) 实训准备

定配好的柱镜(单纯性散光镜、复合性散光镜、混合性散光镜)眼镜与配镜单若干、镜片袋若干。

(二) 实训步骤

1. 根据眼镜架的标志,核对眼镜架商品信息。
2. 根据镜片标志,核对眼镜片商品信息。
3. 逐项核对柱镜眼镜实物与单据的信息是否一致。

五、练习与评价

1. 按照实施步骤进行练习,完成柱镜(单纯性散光镜、复合性散光镜、混合性散光镜)的单据与实物核对,将结果填入表1-3-1-1。

表1-3-1-1　核对柱镜眼镜单据训练记录表

单据编号	项目	内容	含义	备注
	处方			
	镜架			
	镜片			

质检员:　　　　　　　　　　日期:

2. 完成任务后,根据训练情况进行考核评价,完成表1-3-1-2。

表1-3-1-2　核对柱镜眼镜单据训练评价表

考评项目	考 评 标 准	个人自评	小组互评	教师评分
职业素养(20分)	1. 不迟到、不早退,按时出勤。(5分)			
	2. 佩证上岗、仪容仪表规范。(5分)			
	3. 文明用语、语言规范。(5分)			
	4. 环境干净、整洁,符合职业标准。(5分)			
关键能力(60分)	1. 全面做好实训的准备工作。(10分)			
	2. 认真进行实训。(10分)			
	3. 仔细记录结果。(10分)			
	4. 积极解决实训中遇到的问题。(10分)			
	5. 能和组员配合,共同完成互评工作。(10分)			
	6. 展现一定的组织协调能力。(10分)			

续表

考评项目	考评标准	个人自评	小组互评	教师评分
知识技能(20分)	1. 认真进行知识准备。(5分)			
	2. 能够运用正确的方法进行实训。(5分)			
	3. 具备归纳总结的能力。(5分)			
	4. 具备一定的语言表达能力。(5分)			
总评(100分)				
实训心得				

质检员： 日期： 复检员： 日期：

六、常见问题

柱镜镜片袋上的处方可能与单据上的不同,需要进行处方转换后再进行核对。

七、注意事项

一般柱镜镜片袋标志中没有标识柱镜的轴位方向,眼镜的轴位方向是由顾客的配镜处方决定的。若是附有预定方位的柱镜镜片,镜片本身会有相应的产品标记。

任务二 辨别柱镜眼镜检测项目和要求

一、学习目标

1. 能明确柱镜眼镜的检测项目。
2. 能辨别柱镜眼镜的检测方法。
3. 能辨别柱镜眼镜的标准要求。

二、任务描述

根据配装眼镜标准(GB 13511.1-2011)、单据和实物,辨别柱镜眼镜检测的项目、方法和标准要求。

三、知识准备

表1-3-2-1 柱镜眼镜检测项目及标准要求汇总表

序号	检测项目	依据法律法规或标准条款	检测方法	强制性/推荐性	重要程度分类	
					A 类	B 类
1	镜架外观质量	GB 13511.1 5.4	GB/T14214 8.3	强制性		●

续表

序号	检测项目		依据法律法规或标准条款	检测方法	强制性/推荐性	重要程度分类	
						A类	B类
2	镜片材料和表面质量		GB 13511.1 5.2	GB 10810.1 6.6	强制性		●
3	球镜顶焦度偏差（主子午面一）（D）		GB 13511.1 5.2	GB 10810.1 6.1	强制性	●	
4	球镜顶焦度偏差（主子午面二）（D）		GB 13511.1 5.2	GB 10810.1 6.1	强制性	●	
5	柱镜顶焦度偏差（D）		GB 13511.1 5.2	GB 10810.1 6.1	强制性	●	
6	柱镜轴位方向偏差（°）		GB 13511.1 5.6.4	GB 13511.1 6.3	强制性	●	
7	镜片基准点的最小厚度（mm）		GB 13511.1 5.2	QB 2506 5.5	强制性	●	
8	光学中心水平偏差（mm）		GB 13511.1 5.6.1	GB 13511.1 6.4	强制性	●	
9	光学中心单侧水平偏差（mm）		GB 13511.1 5.6.2	GB 13511.1 6.4	强制性	●	
10	光学中心垂直互差（mm）		GB 13511.1 5.6.3	GB 13511.1 6.4	强制性	●	
11	棱镜度偏差（△）		GB 13511.1 5.6	GB 13511.1 6.5	强制性	●	
12	装配质量		GB 13511.1 5.8	GB 13511.1 5.8	强制性		●
13	可见光透射比 τV（%）（380nm～780nm）		GB 13511.1 5.3	GB 10810.3 6.4	强制性		●
14	标识	标识1	GB 13511.1 7.1b)	目测	强制性		●
15		标识2	GB 13511.1 7.1a)	目测	强制性		

a 极重要质量项目；b 重要质量项目。

备注	1. 验配眼镜所用镜片有染色时透射性能应符合 GB 10810.3 5.3 要求，使用光致变色镜片时应符合 GB 10810.3 5.5 要求，当验配眼镜明示可适合作驾驶镜时应符合 GB 10810.3 5.4 要求。 2. 标识1项目包括验配眼镜的顶焦度、轴位、瞳距等处方参数；当处方中包含本表中未列的参数时，这些参数也应符合 GB13511.1 要求。 3. 标识2项目包括生产厂厂名、厂址、产品所执行的标准、出厂日期或生产批号。

四、实施步骤

（一）实训准备

柱镜眼镜及单据若干；眼镜片标准（GB 10810.1-2005，GB 10810.3-2006，QB 2506）、眼

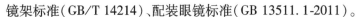

镜架标准(GB/T 14214)、配装眼镜标准(GB 13511.1-2011)。

（二）实训步骤

1. 检查柱镜眼镜的单据、实物是否完好。

2. 对照配装眼镜标准(GB 13511.1-2011)，明确检测项目。

3. 找出对应的标准要求和检测方法。

五、练习与评价

1. 按照实施步骤进行练习，完成若干柱镜眼镜的检验项目和标准要求的认知，将具体要求记录到表1-3-2-2。

表1-3-2-2　辨别柱镜眼镜检测项目和标准训练记录表

柱镜眼镜编号	检 测 项 目	检测标准	检测方法	备注
	镜架外观质量			
	镜片材料和表面质量			
	球镜顶焦度偏差(主子午面一)(D)			
	球镜顶焦度偏差(主子午面二)(D)			
	柱镜顶焦度偏差(D)			
	柱镜轴位方向偏差(°)			
	镜片基准点的最小厚度(mm)			
	光学中心水平偏差(mm)			
	光学中心单侧水平偏差(mm)			
	光学中心垂直互差(mm)			
	棱镜度偏差(△)			
	装配质量			
	可见光透射比 τV(%)(380~780nm)			
标识	标识1			
	标识2			

2. 完成任务后，根据训练情况进行考核评价，完成表1-3-2-3。

表1-3-2-3　辨别柱镜眼镜检测项目和标准训练评价表

考评项目	考评标准	个人自评	小组互评	教师评分
职业素养(20分)	1. 不迟到、不早退，按时出勤。(5分)			
	2. 佩证上岗、仪容仪表规范。(5分)			
	3. 文明用语、语言规范。(5分)			
	4. 环境干净、整洁，符合职业标准。(5分)			

续表

考评项目	考 评 标 准	个人自评	小组互评	教师评分
关键能力(60分)	1. 全面做好实训的准备工作。(10分)			
	2. 认真进行实训。(10分)			
	3. 仔细记录结果。(10分)			
	4. 积极解决实训中遇到的问题。(10分)			
	5. 能和组员配合,共同完成互评工作。(10分)			
	6. 展现一定的组织协调能力。(10分)			
知识技能(20分)	1. 认真进行知识准备。(5分)			
	2. 能够运用正确的方法进行实训。(5分)			
	3. 具备归纳总结的能力。(5分)			
	4. 具备一定的语言表达能力。(5分)			
总评(100分)				
实训心得				

质检员: 日期: 复检员: 日期:

六、常见问题

1. 检测项目不齐全,存在漏项,比如:柱镜轴位方向偏差容易遗漏。
2. 检测项目与对应的方法和标准要求不一致,容易混淆。
3. 相同检测项目,柱镜眼镜与定配球镜眼镜的标准辨别的方法相同。

七、注意事项

1. 在认知检验项目的过程中,要始终注意保持柱镜眼镜干净整洁,防止划伤镜片、镜架,影响检测结果的准确性。

2. 柱镜眼镜检验项目对应的标准及其要求要熟悉,反复练习形成技能,为以后检测的快速开展打好基础。

3. 柱镜眼镜每一副的单据和实物基本不同,在检验的过程中,要特别注意检验完一副包好一副,防止混淆,影响后续的检验。

任务三 检测无框眼镜外观质量

一、学习目标

1. 认识定配无框眼镜的外观质量标准。
2. 辨识定配无框眼镜外观质量检测的要点和参数。

3. 能判断定配无框眼镜的外观质量。

二、任务描述

根据配装眼镜标准 GB 13511. 1-2011,辨识定配无框眼镜外观检测的要点和参数,通过目测判断定配无框眼镜外观质量并进行记录。

三、知识准备

1. 定配无框眼镜的外观质量检测装置　同检测金属折叠老视成镜外观质量的检测装置。

2. 定配无框眼镜的外观质量标准　同检测金属折叠老视成镜外观质量的标准。

四、实施步骤

(一)实训准备

定配无框眼镜若干及配装眼镜标准(GB 13511. 1-2011)、眼镜片标准(GB 10810. 1-2005)、眼镜架标准(GB/T 14214-2003)。

(二)实训步骤

1. 鼻梁检测　同检测金属折叠老视成镜外观质量的步骤。

2. 桩头检测　同检测金属折叠老视成镜外观质量的步骤。

3. 镜腿检测　同检测金属折叠老视成镜外观质量的步骤。

4. 鼻托检测　同检测金属折叠老视成镜外观质量的步骤。

5. 铰链检测　同检测金属折叠老视成镜外观质量的步骤。

6. 镜片表面质量检测　同检测金属折叠老视成镜外观质量的步骤。

(1) 观察镜片表面质量方式

(2) 镜片合格的判断标准

7. 定配无框眼镜镜片孔位部分的外观质量

(1) 运用目测方法,查看镜片孔位部分的外观质量,如图 1-3-3-1 所示。

(2) 孔位部分外观质量合格的判断标准:孔位的大小要与镜架匹配,两镜片的孔位要相应对称。

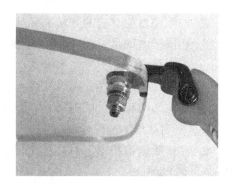

图 1-3-3-1　无框眼镜孔位

8. 定配无框眼镜镜片边缘部分的外观质量检测　采用目测的方式,两镜片边缘的抛光程度要一致,镜片边缘必须光滑无瑕疵。

五、练习与评价

1. 按照实施步骤进行练习,完成定配无框眼镜外观质量的检测,将结果填入表 1-3-3-1。

表 1-3-3-1 检测定配无框眼镜外观质量训练记录表

无框眼镜编号	项目	检测现象	结果判断	备注
	鼻梁			
	桩头			
	镜腿			
	鼻托			
	铰链			
	镜片表面质量			
	孔位部分质量			
	镜片边缘质量			

质检员： 日期：

2. 完成任务后,根据训练情况进行考核评价,完成表 1-3-3-2。

表 1-3-3-2 检测定配无框眼镜外观质量训练评价表

考评项目	考 评 标 准	个人自评	小组互评	教师评分
职业素养(20分)	1. 不迟到、不早退,按时出勤。(5分)			
	2. 佩证上岗、仪容仪表规范。(5分)			
	3. 文明用语、语言规范。(5分)			
	4. 环境干净、整洁,符合职业标准。(5分)			
关键能力(60分)	1. 全面做好实训的准备工作。(10分)			
	2. 认真进行实训。(10分)			
	3. 仔细记录结果。(10分)			
	4. 积极解决实训中遇到的问题。(10分)			
	5. 能和组员配合,共同完成互评工作。(10分)			
	6. 展现一定的组织协调能力。(10分)			
知识技能(20分)	1. 认真进行知识准备。(5分)			
	2. 能够运用正确的方法进行实训。(5分)			
	3. 具备归纳总结的能力。(5分)			
	4. 具备一定的语言表达能力。(5分)			
总评(100分)				
实训心得				

质检员： 日期： 复检员： 日期：

六、常见问题

1. 在检测过程中,先检测镜架的外观质量,再检测镜片的表面质量。

2. 在检测过程中,外观质量中的疵病评判有一定的主观性,需要积累一定的实践经验,可在实训中多加练习。

七、注意事项

1. 调整质检员座位的高低,使眼睛与检测装置的照明水平或稍微高于照明。
2. 检测镜片表面质量时,手不要触及镜片表面。
3. 检测过程中若要擦拭镜片,请使用无尘纸,以免划伤镜片。
4. 无框眼镜的检测,不要遗漏对镜片孔位部分和镜片边缘的外观质量检测。

任务四 检测无框眼镜装配质量

一、学习目标

1. 认识定配无框眼镜的装配质量标准。
2. 辨识定配无框眼镜装配质量检测的要点和参数。
3. 能判断定配无框眼镜的装配质量。

二、任务描述

根据配装眼镜标准 GB 13511.1-2011,辨识金属无框眼镜装配质量检测的要点和参数,通过目测及相关工具判断金属无框眼镜的装配质量并进行记录。

三、知识准备

(一) 工具

1. 量角器 用于测量眼镜的外张角。
2. 镜架角度测量仪 用于测量眼镜身腿倾斜角。

(二) 定配无框眼镜装配质量标准

同《检测塑料全框老视成镜装配质量》的装配质量标准。

四、实施步骤

(一) 实训准备

定配无框眼镜、工具若干及配装眼镜标准(GB 13511.1-2011)、眼镜片标准(GB 10810.1-2005)、眼镜架标准(GB/T 14214-2003)。

(二) 实训步骤

1. 定配无框眼镜的孔位检测。
(1) 左右镜片鼻梁处的固定孔位在同一水平线上,如图 1-3-4-1 红色实线所示。
(2) 左右镜片桩头处的固定孔位在同一水平线上,如图 1-3-4-1 红色虚线所示。
(3) 鼻梁处孔位连线与桩头处孔位连线要平行并水平,如图 1-3-4-1 中的实线和虚线要求平行并水平。
(4) 左右镜片的孔位松紧度、孔位大小、深浅与镜架相匹配,并保持一致。
2. 目视检测,两镜片材料的色泽应基本一致。
3. 两镜片的几何形状应基本相似且左右对齐,装配后不松动。

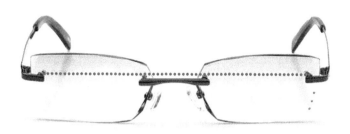

图 1-3-4-1　装配加工好的无框眼镜

4. 左右两镜面应保持相对平整。

5. 左右两鼻托(若有)应对称。

6. 左右两镜腿的外张角 80°～95°,且对称。同第一篇情境一任务四的步骤。

7. 左右身腿倾斜角 10°～15°,互差不大于 2.5°。同第一篇情境一任务四的步骤。

8. 两镜腿张开平放或倒伏以及镜腿折叠放置,均保持平整。同第一篇情境一任务四的步骤。

五、练习与评价

1. 按照实施步骤进行练习,完成定配无框眼镜装配质量的检测,将结果填入表 1-3-4-1。

表 1-3-4-1　检测无框眼镜装配质量训练记录表

无框眼镜编号	项目	检测现象	结果判断	备注
	无框孔位			
	色泽			
	两镜片几何形状			
	镜面			
	鼻托			
	外张角			
	身腿倾斜角			
	眼镜放置			

质检员:　　　　　　　　　　　　　　　　　日期:

2. 完成任务后,根据训练情况进行考核评价,完成表 1-3-4-2。

表 1-3-4-2　检测无框眼镜装配质量训练评价表

考评项目	考评标准	个人自评	小组互评	教师评分
职业素养(20分)	1. 不迟到、不早退,按时出勤。(5分)			
	2. 佩证上岗、仪容仪表规范。(5分)			
	3. 文明用语、语言规范。(5分)			
	4. 环境干净、整洁,符合职业标准。(5分)			

续表

考评项目	考 评 标 准	个人自评	小组互评	教师评分
关键能力(60分)	1. 全面做好实训的准备工作。(10分)			
	2. 认真进行实训。(10分)			
	3. 仔细记录结果。(10分)			
	4. 积极解决实训中遇到的问题。(10分)			
	5. 能和组员配合,共同完成互评工作。(10分)			
	6. 展现一定的组织协调能力。(10分)			
知识技能(20分)	1. 认真进行知识准备。(5分)			
	2. 能够运用正确的方法进行实训。(5分)			
	3. 具备归纳总结的能力。(5分)			
	4. 具备一定的语言表达能力。(5分)			
总评(100分)				
实训心得				

质检员: 日期: 复检员: 日期:

六、常见问题

1. 在检测过程中,孔位的检测需积累一定的实践经验,在实训中多加练习。

2. 在装配质量检测过程中容易忽略某些项目,如两镜腿张开平放或倒伏均保持平整,需予以重视。

七、注意事项

1. 检测过程中,需要提供充足的照明。

2. 检测过程中,要轻拿轻放,以免眼镜受到损伤。

任务五 检测柱镜眼镜光学参数

一、学习目标

1. 认识柱镜眼镜的光学参数标准。

2. 辨识柱镜眼镜光学参数检测的要点。

3. 能判断柱镜眼镜光学参数的合格性。

二、任务描述

根据配装眼镜国家标准《GB 13511.1-2011》,使用焦度计及其他工具对定配柱镜眼镜的相关光学参数进行检测,核对单据,判断柱镜眼镜的光学参数是否符合国标并进行记录。

三、知识准备

（一）工具

1. 手动焦度计 测量柱镜眼镜顶焦度和轴向。

（1）使用前的准备同《认识老视成镜光学参数检测方法》。

（2）调整视度，打开电源。调节目镜视度圈，至目镜中十字线的图像最清晰。

（3）将待测眼镜置于可移动的载镜台上，镜腿朝下，两只镜片的底部应与载镜台接触，保证二者水平，先检测右镜片，放下镜片夹，将镜片固定。

（4）转动顶焦度调节手轮，一般先调出顶焦度绝对值大的位置，并使两根粗的绿色分划线调至清楚，再转动散光轴位测量手轮，并与拉长的或倾斜的立体圆形视标相平行（图1-3-5-1A）。

此时，顶焦度调节测量手轮上读得的第一个顶焦度值（绝对值大的度数），即柱镜顶焦度。散光轴位所对应的角度，即轴位所在的位置。例如：柱镜度读得为$-1.75D$，轴位所对应角度为$180°$，即测量结果为$C = -1.75DC \times 180$。

（5）确定了柱镜的第一个顶焦度值和轴位之后，继续转动顶焦度测量手轮，调至三根绿色视标（细线）清晰，再转动散光轴位测量手轮，并与拉长或倾斜的立体圆筒形视标相平行（图1-3-5-1B）。

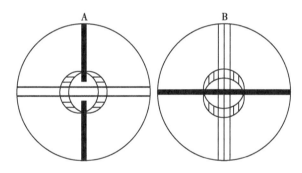

图1-3-5-1 柱镜片在手动焦度计下两个垂直方向上的示意图

此时，顶焦度调节手轮上读得的第二顶焦度值（绝对值小的度数），即柱镜顶焦度。所对应的角度为$90°$。例如：$C = -0.50DC \times 90$。记作：$C1 = -1.75DC \times 180$，$C2 = -0.50DC \times 90$。

变为处方的写法：首先用$C2$值为球镜度，即球镜度为$-0.50DS$；柱镜度$= (-1.75) - (-0.50) = -1.25DC$，将$-1.75DC$时所读的刻度角度数值记为柱镜轴位。

由此写出处方为：$-0.50DS/-1.75DC \times 180$。

（6）并将活动的十字线中心与目镜的十字线中心对正，可通过上下、左右移动镜片，使绿色的活动十字线和目镜筒内的十字线中心重合，在镜片上打印标记。其中间的印点，即为该镜片的光学中心。

（7）按照同样的顺序，测量左镜片，得到结果为$-1.00DS/-1.50DC \times 170$。

此时，眼镜的顶焦度实测值可以记作：

$$右眼：-0.50DS/-1.75DC \times 180$$

$$左眼：-1.00DS/-1.50DC \times 170$$

2. 自动焦度计测量柱镜眼镜顶焦度 同《认识老视成镜光学参数检测方法》检测，但是显示屏上会显示柱镜的顶焦度和轴向,如图1-3-5-2所示。

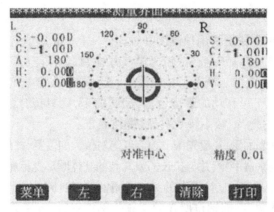

图 1-3-5-2　自动焦度计测量柱镜片

例:显示屏显示右镜片柱镜顶焦度读数为−1.00DC,轴位在180°方向上;左镜片顶焦度读数为−1.00DC,轴位在180°方向上,则此眼镜的顶焦度实测值可以记作:

右片:−1.00DC×180

左片:−1.00DC×180

(二)定配柱镜光学参数相关国家标准

1. 柱镜眼镜的顶焦度应符合 GB 13511.1-2011 5.2(GB 10810.1-2005 5.1.2.1 镜片顶焦度)规定的要求,同《认识老视成镜光学参数检测方法》顶焦度的标准。

2. 定配眼镜的柱镜轴位方向偏差应符合 GB 13511.1-2011 5.6.4 的规定,见表1-3-5-1所示。

表 1-3-5-1　定配眼镜的柱镜轴位方向偏差

柱镜顶焦度值(D)	0.25～0.50 (包含0.25)	0.50～0.75 (不包含0.50)	0.75～1.50 (不包含0.75)	1.50～2.50 (不包含1.50)	>2.50
轴位允差(°)	±9	±6	±4	±3	±2

3. 定配眼镜光学中心水平距离偏差应符合 GB 13511.1-2011 5.6.1 的规定,同第一篇情境二任务五中标准部分。

4. 定配眼镜的水平光学中心与眼瞳的单侧偏差均不应大于光学中心水平距离允差的二分之一,同第一篇情境二任务五中的标准部分。

5. 定配眼镜的光学中心互差应符合 GB 13511.1-2011 5.6.3 的规定,同第一篇情境二任务五中的标准部分。

6. 定配眼镜的棱镜度应符合 GB 10810.1-2005 5.1.4 规定的要求,同第一篇情境二任务五中的标准部分。

四、实施步骤

(一)实训准备

定配柱镜眼镜若干、焦度计、直尺及配装眼镜标准(GB 13511.1-2011)、眼镜片标准(GB 10810.1-2005)。

（二）实训步骤

以柱镜眼镜 R：−6.75DS/−0.75DC×30，L：−2.75DS/−2.00 DC×160，PD＝62mm 为例，对其光学参数进行检测。

1. 检测顶焦度允差　用焦度计分别测出柱镜眼镜的左右顶焦度值，填入表1-3-5-2。

表1-3-5-2　柱镜眼镜顶焦度检测记录表

检测项目		标称值	实测值	偏差	允差	判断	
右镜片	球镜度	−6.75	−6.68	+0.07	0.12	合格	不合格
	柱镜度	−0.75	−0.69	+0.06	0.12	合格	
	球柱联合	−7.50	−7.37	+0.13	0.12	不合格	
左镜片	球镜度	−2.75	−2.79	−0.04	0.12	合格	合格
	柱镜度	−2.00	−2.05	−0.05	0.12	合格	
	球柱联合	−4.75	−4.84	−0.09	0.12	合格	

2. 检测柱镜眼镜的轴位　用焦度计测出柱镜眼镜的轴位，填入表1-3-5-3。

表1-3-5-3　柱镜眼镜轴位方向检测记录表

检测项目		标称值	实测值	偏差	允差	判断
右镜片	柱镜轴位	30	32	+2	6	合格
左镜片	柱镜轴位	160	163	+3	3	合格

3. 柱镜眼镜的棱镜度　用焦度计测出柱镜眼镜的棱镜度，填入表1-3-5-4。

表1-3-5-4　柱镜眼镜棱镜度检测记录表

检测项目		标称值	实测值	偏差	允差	判断	
右镜片	水平棱镜度	0.00	0.17	0.17	1.0	合格	合格
	垂直棱镜度	0.00	0.08	0.08	0.625	合格	
左镜片	水平棱镜度	0.00	0.13	0.13	0.725	合格	合格
	垂直棱镜度	0.00	0.03	0.03	0.4875	合格	

4. 检测光学中心水平距离偏差　同第一篇情境一任务五中检测部分。

此实例中，光学中心水平距离实测值为64mm，处方瞳距是62mm，则光学中心水平距离偏差为2mm。对照国标要求，左右两镜片顶焦度有差异时，按绝对值最大的镜片上的子午面上的最大顶焦度值即−6.75+（−0.75）＝−7.50D进行考核，允差为±2.0mm，判断此项目合格。

5. 检测光学中心单侧水平距离偏差　同第一篇情境一任务五中检测部分。

此实例中，右单侧光学中心水平距离实测值为31mm，左单侧光学中心水平距离实测值为33mm，单眼瞳距是31mm。按绝对值最大的镜片上的子午面上的最大顶焦度值即−6.75＋（−0.75）＝−7.50D进行考核，光学中心单侧水平距离偏差允差为±1.0mm。右光学中心单侧水平距离偏差（为0）在允差内，左光学中心单侧水平距离偏差（为2mm）不在允差范围内，判断此项目不合格。

6. 检测光学中心垂直距离　同第一篇情境一任务五中检测部分。

此实例中，右片光学中心垂直距离实测值为17mm，左片光学中心垂直距离实测值为19mm。计算垂直互差为2mm，按绝对值最大的镜片上的子午面上的最大顶焦度值即−6.75

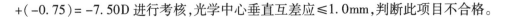

+（−0.75）= −7.50D 进行考核,光学中心垂直互差应≤1.0mm,判断此项目不合格。

五、练习与评价

1. 按照实施步骤进行练习,完成柱镜眼镜光学参数的检测,将结果记录到表 1-3-5-5。

表 1-3-5-5　检测柱镜眼镜光学参数训练记录表

柱镜眼镜编号	检测项目	标称值	实测值	误差	国标允差	判断
	右眼顶焦度（D）					□合格 □不合格
	左眼顶焦度（D）					□合格 □不合格
	柱镜轴位（°）					□合格 □不合格
	棱镜度偏差（△）					□合格 □不合格
	光学中心水平偏差（mm）					□合格 □不合格
	右光学中心单侧水平偏差（mm）					□合格 □不合格
	左光学中心单侧水平偏差（mm）					□合格 □不合格
	光学中心垂直互差（mm）					□合格 □不合格

质检员:　　　　　　　　　　　　　　　　日期:

2. 完成练习任务后,根据训练情况进行考核评价,完成表 1-3-5-6。

表 1-3-5-6　检测柱镜眼镜光学参数训练评价表

考评项目	考评标准	个人自评	小组互评	教师评分
职业素养（20 分）	1. 不迟到、不早退,按时出勤。（5分）			
	2. 佩证上岗、仪容仪表规范。（5分）			
	3. 文明用语、语言规范。（5分）			
	4. 环境干净、整洁,符合职业标准。（5分）			
关键能力（60 分）	1. 全面做好实训的准备工作。（10分）			
	2. 认真进行实训。（10分）			
	3. 仔细记录结果。（10分）			
	4. 积极解决实训中遇到的问题。（10分）			
	5. 能和组员配合,共同完成互评工作。（10分）			
	6. 展现一定的组织协调能力。（10分）			
知识技能（20 分）	1. 认真进行知识准备。（5分）			
	2. 能够运用正确的方法进行实训。（5分）			
	3. 具备归纳总结的能力。（5分）			
	4. 具备一定的语言表达能力。（5分）			

续表

考评项目	考 评 标 准	个人自评	小组互评	教师评分
总评(100 分)				
实训心得				

质检员: 　　日期: 　　复检员: 　　日期:

六、常见问题

1. 对检测项目的标准不熟悉,判断错误。

2. 实际检测中,至少测量 3 次以上,求平均值,以减少误差。

3. 顶焦度检测中,一定要对 3 个纬度进行评判,分别是球镜顶焦度、柱镜顶焦度和球柱联合顶焦度。

七、注意事项

1. 实际检测中要保证焦度计的测量精度为 0.01D。用自动焦度计测量棱镜度并记录。

2. 检测过程中,要轻拿轻放,以免眼镜受到损伤。

3. 注意检测光学中心水平距离偏差,垂直互差等项目时,当左右两镜片顶焦度有差异时,按绝对值最大的镜片上的子午面上的最大顶焦度值来考核。

任务六　检测柱镜眼镜标志

一、学习目标

1. 认识柱镜眼镜的标志内容。

2. 辨识柱镜眼镜标志的要点和参数。

3. 能判断柱镜眼镜标志的合格性。

二、任务描述

根据配装眼镜标准 GB 13511.1-2011,辨识柱镜眼镜标志的要点和参数,判断柱镜眼镜标志的合格性并进行记录。

三、知识准备

柱镜眼镜的标志内容应符合 GB 13511.1-2011 中 7.1 的规定。同《检测定配球镜眼镜标志》的标志内容。

四、实施步骤

(一)实训准备

柱镜眼镜标志若干及配装眼镜标准(GB 13511.1-2011)、眼镜片标准(GB 10810.1-2005)、眼镜架标准(GB/T 14214-2003)。

（二）实训步骤

1. 产品名称核查标明"配装眼镜"或"定配眼镜"。

2. 顶焦度、瞳距等参数的核查。

（1）镜架品牌、型号、材质。

（2）镜片品牌、折射率、材料名称。

（3）左右眼的柱镜顶焦度。

（4）瞳距(最好是单眼瞳距)。

（5）配镜高度(多焦点或渐变焦眼镜适用)。

（6）附加顶焦度(多焦点或渐变焦,须有此数值)。

（7）处方棱镜度(若无处方棱镜,无须提供此数值)。

（8）棱镜度。

（9）矫正视力。

3. 生产厂厂名、厂址的核查。

（1）加工地所属公司名称。

（2）加工地所在地址。

4. 产品所执行标准的核查。

（1）GB 13511.1-2011(适用于单光和多焦点眼镜)。

（2）GB 13511.2-2011(适用于渐变焦眼镜)。

5. 产品质量检验合格证明的核查。

（1）检验合格章。

（2）质检员签名。

6. 出厂日期或生产批号的核查必须标明相应的日期。

如示例图 1-3-6-1 所示。

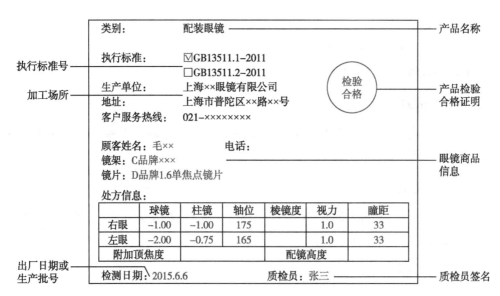

图 1-3-6-1 柱镜眼镜标志示例

五、练习与评价

1. 按照实施步骤进行练习,完成柱镜眼镜标志的检测,将结果填入表 1-3-6-1。

表 1-3-6-1 检测柱镜眼镜标志训练记录表

柱镜眼镜编号	项目	标准内容	实测情况	判断结果	备注
	产品名称				
	柱镜眼镜的处方参数				
	执行标准				
	产品质量检验合格章				
	生产厂家和地址				
	出厂日期或生产批号				

质检员: 日期:

2. 完成任务后,根据训练情况进行考核评价,完成表 1-3-6-2。

表 1-3-6-2 检测柱镜眼镜标志训练评价表

考评项目	考 评 标 准	个人自评	小组互评	教师评分
职业素养(20 分)	1. 不迟到、不早退,按时出勤。(5 分)			
	2. 佩证上岗、仪容仪表规范。(5 分)			
	3. 文明用语、语言规范。(5 分)			
	4. 环境干净、整洁,符合职业标准。(5 分)			
关键能力(60 分)	1. 全面做好实训的准备工作。(10 分)			
	2. 认真进行实训。(10 分)			
	3. 仔细记录结果。(10 分)			
	4. 积极解决实训中遇到的问题。(10 分)			
	5. 能和组员配合,共同完成互评工作。(10 分)			
	6. 展现一定的组织协调能力。(10 分)			
知识技能(20 分)	1. 认真进行知识准备。(5 分)			
	2. 能够运用正确的方法进行实训。(5 分)			
	3. 具备归纳总结的能力。(5 分)			
	4. 具备一定的语言表达能力。(5 分)			
总评(100 分)				
实训心得				

质检员: 日期: 复检员: 日期:

六、常见问题

1. 质检员对核查项目不熟悉,容易漏项。

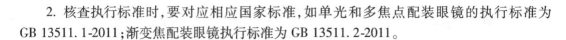

2. 核查执行标准时,要对应相应国家标准,如单光和多焦点配装眼镜的执行标准为 GB 13511.1-2011;渐变焦配装眼镜执行标准为 GB 13511.2-2011。

七、注意事项

1. 检测过程中,需要仔细核对各项信息。
2. 检测过程中,要轻拿轻放,以免眼镜受到损伤。

任务七　处理柱镜眼镜检测结果

一、学习目标

1. 判断柱镜眼镜综合质量的合格性。
2. 认识柱镜眼镜检测结果的处理方法。

二、任务描述

针对柱镜眼镜综合质量的检测结果,根据标准进行判断及处理。

三、知识准备

同本篇章任务一到任务六的知识准备。

四、实施步骤

（一）实训准备

填写完整的柱镜眼镜检测训练记录表若干、配装眼镜标准（GB 13511.1-2011）、眼镜镜片标准（GB 10810.1-2005、GB 10810.3-2006）、眼镜架标准（GB/T 14214-2003）

（二）实训步骤

1. 逐项核对柱镜眼镜的检测结果。
2. 对柱镜眼镜各检测项目的具体情况进行复核。
3. 对柱镜眼镜的检测结果进行判断处理。

五、练习与评价

1. 按照实施步骤进行练习,完成一批柱镜眼镜的检测,将结果记录到表 1-3-7-1。

表 1-3-7-1　处理柱镜眼镜检测结果训练记录表

定配球眼镜编号	检测项目	检测标准	实测情况	判断
	镜架外观质量			
	镜片材料和表面质量			
	球镜顶焦度偏差（主子午面一）（D）			
	球镜顶焦度偏差（主子午面二）（D）			
	柱镜顶焦度偏差（D）			

续表

定配球眼镜编号	检测项目		检测标准	实测情况	判断
	棱镜度偏差（△）				
	光学中心水平偏差（mm）				
	光学中心单侧水平偏差（mm）				
	光学中心垂直互差（mm）				
	装配质量				
	可见光透射比 τV（%）（380～780nm）				
	标识	标识1			
		标识2			

2. 完成练习任务后,根据训练情况进行考核评价,完成表1-3-7-2。

表1-3-7-2　处理柱镜眼镜检测结果训练评价表

考评项目	考评标准	个人自评	小组互评	教师评分
职业素养（20分）	1. 不迟到、不早退,按时出勤。（5分）			
	2. 佩证上岗、仪容仪表规范。（5分）			
	3. 文明用语、语言规范。（5分）			
	4. 环境干净、整洁,符合职业标准。（5分）			
关键能力（60分）	1. 全面做好实训的准备工作。（10分）			
	2. 认真进行实训。（10分）			
	3. 仔细记录结果。（10分）			
	4. 积极解决实训中遇到的问题。（10分）			
	5. 能和组员配合,共同完成互评工作。（10分）			
	6. 展现一定的组织协调能力。（10分）			
知识技能（20分）	1. 认真进行知识准备。（5分）			
	2. 能够运用正确的方法进行实训。（5分）			
	3. 具备归纳总结的能力。（5分）			
	4. 具备一定的语言表达能力。（5分）			
总评（100分）				
实训心得				

质检员：　　　　日期：　　　　复检员：　　　　日期：

六、常见问题

眼镜检测要反复练习,熟记标准,形成专业技能,对各检测项目的具体情况进行正确地判断和处理。一般由质检员独立完成一副柱镜眼镜全部的检测项目,由另一名质检员或质检主管进行复检,避免一个人质检,防止错漏。

七、注意事项

1. 整个检测过程,需要反复核对柱镜眼镜的数据。

2. 整个检测过程,需要始终注意保持眼镜干净整洁,防止划伤镜片、镜架,影响检测结果的准确性。

3. 处理完检测结果,质检员要对合格柱镜眼镜提供检验合格证明,并进行清洗和包装,以备发镜。

 练习题(单选题)

1. 在眼镜处方中"CYL"的含义是(   )。
   A. 球镜屈光度   B. 柱镜屈光度   C. 柱镜轴位   D. 瞳距

2. 关于柱镜检测项目,以下说法正确的是(   )。
   A. 散光眼镜标准适用于配装眼镜标准 GB 13511. 1-2011
   B. 散光眼镜不是单光眼镜
   C. 柱镜眼镜镜架外观质量不能用目测法来检测
   D. 柱镜眼镜两镜片材料的色泽可以有很少色差

3. 关于柱镜检测项目,以下说法正确的是(   )。
   A. 散光眼镜标准不适用于配装眼镜标准 GB13511. 1-2011
   B. 柱镜眼镜光学中心垂直互差的允差是固定值3mm
   C. 柱镜眼镜光学中心水平偏差与单侧水平偏差的允差相同
   D. 柱镜眼镜镜片既要满足可见光谱区的透射比要求,左右两镜片的透射比相对偏差也不应超过5%

4. 无框眼镜外观质量的检测,应使用的仪器是(   )。
   A. 放大镜   B. 不借助工具采用目测法
   C. 放大装置   D. 以上说法均不正确

5. 镜片的表面质量主要是检测以基准点为中心,半径为(   )的区域。
   A. 30mm   B. 15mm   C. 30cm   D. 15cm

6. 定配无框眼镜的装配检查中,左右两腿的外张角范围是(   )。
   A. 80°～90°   B. 85°～95°   C. 80°～95°   D. 85°～90°

7. 定配无框眼镜的装配检查中,左右身腿倾斜角(   )。
   A. 8°～15°   B. 3°～15°   C. 8°～10°   D. 10°～15°

8. 定配无框眼镜装配质量标准包括(   )。
   A. 两镜片材料的色泽   B. 眼镜整形要求及外观
   C. 镜片与镜圈的几何形状   D. 以上均是

9. (   )可检测镜片的球、柱镜度数,轴位及棱镜和其底向。
   A. 定中心仪   B. 瞳距仪   C. 顶焦度计   D. 应力仪

10. 用顶焦度计测量散光镜片时,镜片表面应该(   )放置于镜片托上,且光心必须位于顶焦度计的光轴上。
   A. 凹面向下   B. 凹面向上   C. 垂直   D. 凸面向下

11. 测量者眼有散光,在使用顶焦度计时:测量者(　　　),才能进行测量。

  A. 转动顶焦度测量手轮　　　　　B. 调整顶焦度计目镜

  C. 戴上自己的散光矫正眼镜　　　D. 移动分划板

12. 用顶焦度计测量散光镜片时,顶焦度值分别为-3.00,轴向60;-5.00轴向150,则处方为(　　　)。

  A. -3.00DS/-2.00DC×60　　　　　B. -3.00DS/-5.00DC×60

  C. -3.00DS/-5.00DC×150　　　　D. -3.00DS/-2.00DC×150

13. 根据国家标准0.75～1.50DC的柱镜片轴位国际允差为±3,则标称值为-3.00DS/-1.00Dc×60的镜片,则以下实测值为(　　　)是合格配装镜片。

  A. -3.00DS/-1.00DC×63　　　　　B. -3.00DS/-1.00DC×65

  C. -3.00DS/-1.00DC×56　　　　　D. -3.00DS/-1.00DC×54

14. 无框眼镜的外观质量标准检验应对环境的要求是(　　　)。

  A. 检验室周围光照度约为200lx,检验灯的光通量至少为400lm

  B. 检验室周围光照度约为400lx,检验灯的光通量至少为200lm。

  C. 检验室周围光照度约为200lx,检验灯的光通量至少为200lm。

  D. 检验室周围光照度约为400lx,检验灯的光通量至少为400lm。

15. 焦度计检测-13.00DS/-0.75DC的镜片,柱镜顶焦度国际允差为(　　　)。

  A. ±0.37D　　　　B. ±0.25D　　　　C. ±0.22D　　　　D. ±0.18D

情境四　太阳镜检测

某眼镜公司接到了供应商提供的一批太阳镜,在入库前,质检员必须对此批太阳镜的产品质量进行检测,单据见表 1-4-0-1。

表 1-4-0-1　×××公司太阳镜供货单

单据编号:2015030100

太阳镜	品牌	产地	材料	备注
	×××	×××	×××	
产品名称	×××××太阳镜			

出厂日期(生产批号):×××　　　质检员:×××　　　日期:××年××月××日

实物太阳镜,如图 1-4-0-1 所示。

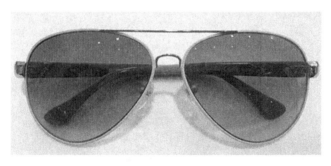

图 1-4-0-1　太阳镜

在入库前,质检员必须对此批太阳镜的产品质量进行检测。质检员首先要认识太阳镜的单据内容、检测项目及标准要求;其次要认识光学参数的检验方法;对镜片、镜架的外观和装配质量及标志进行检查;学会太阳镜检测结果的处理方法;从而作出太阳镜质量的判断,为门店销售提供依据。

任务一　核对单据

一、学习目标

1. 能掌握太阳镜单据参数的含义。

2. 能辨别太阳镜的商品信息。

3. 能逐项核对单据内容。

二、任务描述

根据太阳镜单据和眼镜实物,辨别镜架、镜片标志上的商品信息,核对单据和实物。

三、知识准备

（一）相关术语和定义

1. 太阳镜种类

（1）按镜片类型可分为均匀着（染）色太阳镜、渐变着（染）色太阳镜和偏光太阳镜。

（2）按用途可分为遮阳镜、浅色太阳镜和特殊用途太阳镜。

（3）按镜片透过率不同可分为1类、2类、3类和4类。

2. 紫外线辐射:波长小于380nm的光学辐射。

根据医学临床应用的要求,眼科光学领域对紫外辐射的波长范围限定在(200～380)nm之间,即:

——UV-A(长波紫外):(315～380)nm;

——UV-B(中波紫外):(280～315)nm;

——UV-C(短波紫外):(200～280)nm。

3. 均匀着（染）色太阳镜:采用均匀着（染）色、整体颜色无变化镜片的太阳镜。

4. 渐变着（染）色太阳镜:采用整体或局部表面颜色按照设计要求变化（透射比亦随之变化）镜片的太阳镜。

5. 偏光镜片:对不同的偏振入射光表现出透射比特性的镜片。

注:偏振太阳镜片都有一个特定的偏振面,该偏振面由电磁波的传播方向和磁矢量决定。

6. 偏光太阳镜:采用偏光镜片的太阳镜。

（二）眼镜商品信息

太阳镜单据比较简单,一般由品牌、产地、材质等组成（见表1-4-0-1）。除眼镜本身的产品标记外,还附有标签或吊牌,包括商标、制造或经销商单位名称、执行标准代码等信息（图1-4-1-1）。

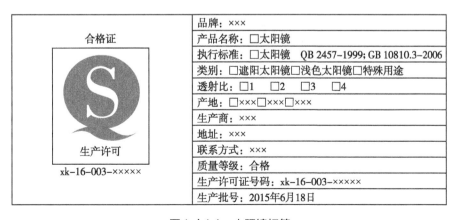

图 1-4-1-1　太阳镜标签

四、实施步骤

（一）实训准备

太阳镜及单据若干。

（二）实训步骤

1. 根据眼镜架的标志,核对眼镜架商品信息。

2. 根据镜片标志,核对眼镜片商品信息。

3. 核对柱镜眼镜实物与单据的信息是否一致。

五、练习与评价

1. 按照实施步骤进行练习,完成太阳镜单据与实物核对,将结果填入表 1-4-1-1。

表 1-4-1-1　核对太阳镜单据训练记录表

单据编号	项目	信息	含义	备注
	产品标记			
	标　志			

2. 完成任务后,根据训练情况进行考核评价,完成表 1-4-1-2。

表 1-4-1-2　核对太阳镜单据训练评价表

考评项目	考 评 标 准	个人自评	小组互评	教师评分
职业素养(20 分)	1. 不迟到、不早退,按时出勤。(5分)			
	2. 佩证上岗、仪容仪表规范。(5分)			
	3. 文明用语、语言规范。(5分)			
	4. 环境干净、整洁,符合职业标准。(5分)			
关键能力(60 分)	1. 全面做好实训的准备工作。(10分)			
	2. 认真进行实训。(10分)			
	3. 仔细记录结果。(10分)			
	4. 积极解决实训中遇到的问题。(10分)			
	5. 能和组员配合,共同完成互评工作。(10分)			
	6. 展现一定的组织协调能力。(10分)			
知识技能(20 分)	1. 认真进行知识准备。(5分)			
	2. 能够运用正确的方法进行实训。(5分)			
	3. 具备归纳总结的能力。(5分)			
	4. 具备一定的语言表达能力。(5分)			
总评(100 分)				
实训心得				

质检员:　　　　　　日期:　　　　　　复检员:　　　　　　日期:

六、常见问题

由于太阳镜是批量生产的,有些供货商以盒或批为单位提供单据,不是每支眼镜都会有单据。

七、注意事项

1. 在整个核对过程中,商品信息要反复核查,保证最后结果的正确性。
2. 某些企业为了方便对太阳镜商品进行管理,采用物料编号或条形码来代替单据。

任务二　认识太阳镜检测项目和标准要求

一、学习目标

1. 认识太阳镜的检测项目。
2. 认识太阳镜的检测方法。
3. 认识太阳镜的标准要求。

二、任务描述

根据太阳镜标准(QB 2457-1999)、单据和实物,认识太阳镜检测的项目、方法和标准要求。

三、知识准备

QB 2457-1999 太阳镜国家标准是 1999 年 10 月 14 日发布,2000 年 9 月 1 日实施的国家强制性标准,该标准是参照美国标准 ANSIZ803 制定的。标准中的主要检测项目见表 1-4-2-1。

表 1-4-2-1　太阳镜检测项目及标准要求汇总表

序号	检测项目	依据法律法规或标准条款	检测方法	强制性/推荐性	重要程度分类	
					A 类	B 类
1	镜架外观质量	QB 2457	GB/T 14214	强制性		●
2	镜片材料和表面质量	QB 2457	GB 10810.1	强制性		●
3	球镜顶焦度偏差(D)	QB 2457	GB 10810.1	强制性	●	
4	柱镜顶焦度偏差(D)	QB 2457	GB 10810.1	强制性	●	
5	棱镜度偏差(Δ)	QB 2457	GB 10810.1	强制性	●	
6	装配质量	QB 2457	GB 13511.1	强制性		●
7	光透射比 τ_V(%)	QB 2457	GB 10810.3	强制性		●
8	光透射比相对偏差(%)	GB 10810.3	GB 10810.3	强制性		●

序号	检测项目		依据法律法规或标准条款	检测方法	强制性/推荐性	重要程度分类	
						A 类	B 类
9	平均透射比(%)(紫外光谱区)	τ_{SUVA} (315~380nm)	GB 10810.3	GB 10810.3	强制性	●	
		τ_{SUVB} (280~315nm)					
10	色极限	黄色交通讯号	QB 2457	QB 2457	强制性	●	
		绿色交通讯号					
		平均日光(D_{65})					
11	交通讯号透射比(%)	红色讯号	QB 2457	QB 2457	强制性	●	
		黄色讯号					
		绿色讯号					
12	防紫外性能(企业明示指标)	τ_{SUV}(280~380nm)(当有明示防紫外功能时)	QB 2457 QB 2506	GB 10810.3	强制性		●
13	抗冲击性能		QB 2457 附录 A	QB 2457 附录 A	强制性		●
14	标识 1		QB 2457 GB 10810.3	目测	强制性		●
15	标识 2		QB 2457 条例 33 条	目测	强制性		●
a 极重要质量项目;b 重要质量项目。							
备注	标识 1 项目包括"类别"、"分类"; 标识 2 项目包括生产企业的名称和地址、产品执行标准、生产许可证编号和标识(适用时)						

四、实施步骤

（一）实训准备

太阳镜及单据若干；太阳镜标准（QB 2457-1999）、眼镜片标准（GB 10810.1-2005，GB 10810.3-2006）、眼镜架标准（GB/T 14214）、配装眼镜标准（GB 13511.1-2011）。

（二）实训步骤

1. 检查太阳镜的单据、实物是否完好。

2. 对照太阳镜标准（QB 2457-1999），认识检测项目。

3. 找出对应的标准要求和检测方法。

五、练习与评价

1. 按照实施步骤进行练习,完成若干太阳镜的检测项目和标准要求的认知,将具体要求记录到表1-4-2-2。

表 1-4-2-2　认识太阳镜检测项目和标准要求训练评价表

太阳镜编号	检测项目		检测标准	检测方法	备注
	镜架外观质量				
	镜片材料和表面质量				
	球镜顶焦度偏差（D）				
	柱镜顶焦度偏差（D）				
	棱镜度偏差（Δ）				
	装配质量				
	光透射比 τ_v（%）				
	光透射比相对偏差（%）				
	平均透射比（%）（紫外光谱区）	τ_{SUVA}（315～380nm）			
		τ_{SUVB}（280～315nm）			
	色极限	黄色交通讯号			
		绿色交通讯号			
		平均日光（D_{65}）			
	交通讯号透射比（%）	红色讯号			
		黄色讯号			
		绿色讯号			
	防紫外性能（企业明示指标）	τ_{SUV}（280～380nm）（当有明示防紫外功能时）			
	抗冲击性能				
	标识1				
	标识2				

2. 完成任务后,根据训练情况进行考核评价,完成表 1-4-2-3。

表 1-4-2-3　认识太阳镜检测项目和标准要求训练评价表

考评项目	考评标准	个人自评	小组互评	教师评分
职业素养（20分）	1. 不迟到、不早退,按时出勤。（5分）			
	2. 佩证上岗、仪容仪表规范。（5分）			
	3. 文明用语、语言规范。（5分）			
	4. 环境干净、整洁,符合职业标准。（5分）			

考评项目	考 评 标 准	个人自评	小组互评	教师评分
关键能力（60分）	1. 全面做好实训的准备工作。（10分）			
	2. 认真进行实训。（10分）			
	3. 仔细记录结果。（10分）			
	4. 积极解决实训中遇到的问题。（10分）			
	5. 能和组员配合，共同完成互评工作。（10分）			
	6. 展现一定的组织协调能力。（10分）			
知识技能（20分）	1. 认真进行知识准备。（5分）			
	2. 能够运用正确的方法进行实训。（5分）			
	3. 具备归纳总结的能力。（5分）			
	4. 具备一定的语言表达能力。（5分）			
总评（100分）				
实训心得				

质检员： 日期： 复检员： 日期：

六、常见问题

标准理解不够深入，检测项目的要求不够明确。太阳镜是批量生产的眼镜，它的标准与配装眼镜的标准不尽相同。在标志、光透射比方面有更高的要求，尤其是增加了对色极限、交通讯号透射比、防紫外性能等项目的要求。

七、注意事项

在检验过程中，特别要注意检验完一副包好一副，防止划伤太阳镜，影响后续的检测。

任务三 检测太阳镜外观质量

一、学习目标

1. 认识太阳镜的外观质量标准。
2. 辨识太阳镜外观检测的要点和参数。
3. 能判断太阳镜的外观质量。

二、任务描述

根据太阳镜标准 QB 2457-1999，辨识太阳镜外观检测的要点和参数，通过目测判断太阳镜的外观质量并进行记录。

三、知识准备

（一）太阳镜的外观质量检测装置
同检测金属折叠老视成镜外观质量的检测装置相同。

（二）太阳镜的外观质量标准，包括镜架、镜片两方面
1. 镜架的外观质量　应符合 QB 2457-1999 5.3（GB/T 14214-2003 5.4 外观质量）规定的要求，在不借助于放大镜或其他类似装置的条件下目测检查镜架的外观，其表面应光滑、色泽均匀、没有 $\Phi \geqslant 0.5mm$ 的麻点、颗粒和明显擦伤。

2. 镜片的表面质量　应符合 QB 2457-1999 5.1（GB 10810.1-2005 5.1.6 材料和表面的质量）规定的要求，在以基准点为中心，直径为 30mm 的区域内，镜片的表面或内部都不应出现可能有害视觉的各类疵病。在此鉴别区域之外，可允许孤立、微小的内在或表面缺陷。

四、实施步骤

（一）实训准备
太阳镜若干及太阳镜标准（QB 2457-1999）、眼镜片标准（GB 10810.1-2005）、眼镜架标准（GB/T 14214-2003）。

（二）实训步骤
1. 镜圈与鼻梁检测　同第一篇情境一任务三中步骤。
2. 桩头检测　同第一篇情境一任务三中的步骤。
3. 镜腿检测　同第一篇情境一任务三中的步骤。
4. 鼻托检测　同第一篇情境一任务三中的步骤。
5. 铰链检测　同第一篇情境一任务三中的步骤。

6. 镜片表面质量检测
（1）观察镜片表面质量方式：同检测金属折叠老视成镜外观质量的步骤。
（2）镜片合格的判断标准：在以基准点为中心，直径为 30mm 的区域内，镜片的表面或内部都不应出现可能有害视觉的各类疵病。在此鉴别区域之外，可允许孤立、微小的内在或表面缺陷。左右两镜片目测不能有色差。

五、练习与评价

1. 按照实施步骤进行练习，完成太阳镜外观质量的检测，将结果填入表 1-4-3-1。

表 1-4-3-1　检测太阳镜外观质量训练记录表

太阳镜编号	项目	检测现象	结果判断	备注
	镜圈与鼻梁			
	桩头			
	镜腿			
	鼻托			
	铰链			
	镜片表面质量			

质检员：　　　　　　　　　　　　　　　日期：

85

2. 完成任务后,根据训练情况进行考核评价,完成表1-4-3-2。

表1-4-3-2 检测太阳镜外观质量训练评价表

考评项目	考 评 标 准	个人自评	小组互评	教师评分
职业素养(20分)	1. 不迟到、不早退,按时出勤。(5分)			
	2. 佩证上岗、仪容仪表规范。(5分)			
	3. 文明用语、语言规范。(5分)			
	4. 环境干净、整洁,符合职业标准。(5分)			
关键能力(60分)	1. 全面做好实训的准备工作。(10分)			
	2. 认真进行实训。(10分)			
	3. 仔细记录结果。(10分)			
	4. 积极解决实训中遇到的问题。(10分)			
	5. 能和组员配合,共同完成互评工作。(10分)			
	6. 展现一定的组织协调能力。(10分)			
知识技能(20分)	1. 认真进行知识准备。(5分)			
	2. 能够运用正确的方法进行实训。(5分)			
	3. 具备归纳总结的能力。(5分)			
	4. 具备一定的语言表达能力。(5分)			
总评(100分)				
实训心得				

质检员: 日期: 复检员: 日期:

六、常见问题

1. 在检测过程中,先检测镜架的外观质量,再检测镜片的表面质量。

2. 在检测过程中,外观质量中的疵病评判有一定的主观性,需要累积一定的实践经验,可在实训中多加练习。

七、注意事项

1. 调整质检员座位的高低,使眼睛与检测装置的照明水平或稍微高于照明。

2. 检测镜片表面质量时,手不要触及镜片表面。

3. 检测过程中若要擦拭镜片,请使用无尘纸,以免划伤镜片。

4. 太阳镜的镜片检测过程中,不要遗漏对镜片色泽部分的检测。

任务四 检测太阳镜装配质量

一、学习目标

1. 认识太阳镜的装配质量标准。

2. 辨识太阳镜装配质量检测的要点和参数。

3. 能判断太阳镜的装配质量。

二、任务描述

根据太阳镜标准 QB 2457-1999,辨识太阳镜装配质量检测的要点和参数,通过目测及相关工具判断太阳镜的装配质量并进行记录。

三、知识准备

(一)工具

1. 量角器　用于测量眼镜的外张角。

2. 镜架角度测量仪　用于测量眼镜的身腿倾斜角。

(二)太阳镜装配质量标准

根据 QB 2457-1999《太阳镜》标准中 5.4 装配精度与整形要求,应符合 GB 13511.1-2011 的要求。同第一篇情境一任务四中装配质量标准。

四、实施步骤

(一)实训准备

太阳镜、工具若干及太阳镜(QB 2457-1999)、配装眼镜标准(GB 13511.1-2011)、眼镜片标准(GB 10810.1-2005)、眼镜架标准(GB/T 14214-2003)。

(二)实训步骤

1. 目视检测,太阳镜镜片配对不得有明显的色差。

2. 镜片与镜圈的几何形状应基本相似且左右对齐,装配后不松动,无明显缝隙。

3. 左右两镜面应保持相对平整。

4. 左右两鼻托(若有)应对称。

5. 左右两镜腿的外张角 80°~95°,且对称。同第一篇情境一任务四中步骤。

6. 左右身腿倾斜角 8°~15°,互差不大于 2.5°。同第一篇情境一任务四中步骤。

7. 两镜腿张开平放或倒伏以及镜腿折叠放置,均保持平整。同第一篇情境一任务四中步骤。

8. 不同类型太阳镜装配质量检测

(1)金属全框太阳镜:镜圈锁接管的间隙不得大于 0.5mm。使用塞尺测量镜圈锁接管的间隙(图 1-4-4-1)。

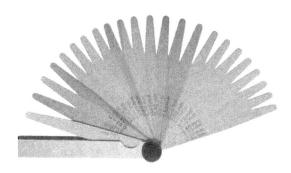

图 1-4-4-1　塞尺

（2）半框太阳镜：检测半框眼镜尼龙丝的松紧度。同第一篇情境二任务四步骤。

（3）无框太阳镜：检测无框眼镜左右镜片孔位的松紧度。同第一篇情境三任务四的步骤。

五、练习与评价

1. 按照实施步骤进行练习,完成太阳镜装配质量的检测,将结果填入表1-4-4-1。

表1-4-4-1 检测太阳镜装配质量训练记录表

太阳镜编号	项目	检测现象	结果判断	备注
	色泽			
	镜圈与镜片几何形状			
	镜面			
	鼻托			
	外张角			
	身腿倾斜角			
	眼镜放置			
	尼龙丝松紧度			
	孔位松紧度			

质检员： 日期：

2. 完成任务后,根据训练情况进行考核评价,完成表1-4-4-2的内容。

表1-4-4-2 检测太阳镜装配质量训练评价表

考评项目	考评标准	个人自评	小组互评	教师评分
职业素养（20分）	1. 不迟到、不早退,按时出勤。（5分）			
	2. 佩证上岗、仪容仪表规范。（5分）			
	3. 文明用语、语言规范。（5分）			
	4. 环境干净、整洁,符合职业标准。（5分）			
关键能力（60分）	1. 全面做好实训的准备工作。（10分）			
	2. 认真进行实训。（10分）			
	3. 仔细记录结果。（10分）			
	4. 积极解决实训中遇到的问题。（10分）			
	5. 能和组员配合,共同完成互评工作。（10分）			
	6. 展现一定的组织协调能力。（10分）			
知识技能（20分）	1. 认真进行知识准备。（5分）			
	2. 能够运用正确的方法进行实训。（5分）			
	3. 具备归纳总结的能力。（5分）			
	4. 具备一定的语言表达能力。（5分）			

续表

考评项目	考 评 标 准	个人自评	小组互评	教师评分
总评(100 分)				
实训心得				

质检员： 日期： 复检员： 日期：

六、常见问题

1. 在装配质量检测过程中,不同类型太阳镜装配质量检测的要点和参数是不同的,千万不要忽视。

2. 在装配质量检测过程中容易忽略某些项目,如两镜腿张开平放或倒伏均保持平整,需予以重视。

七、注意事项

1. 检测过程中,需要提供充足的照明。

2. 检测过程中,要轻拿轻放,以免眼镜受到损伤。

任务五　认识太阳镜光学参数

一、学习目标

1. 认识太阳镜的光学参数检测标准。
2. 辨识太阳镜光学参数检测的要点。
3. 能判断太阳镜的光学参数的合格性。

二、任务描述

根据太阳镜标准 QB 2457-1999 和太阳镜片相关标准 GB 10810.3-2006,辨识太阳镜光学参数检测的要点,通过相关工具判断太阳镜光学参数的合格性,并进行记录。

三、知识准备

（一）工具

全自动焦度计、直尺,同第一篇情境一任务五全自动焦度计部分。

（二）太阳镜光学参数的标准

1. 太阳镜光学参数的测量位置　对于制造商已经明示配戴位置或基准点的太阳镜,直接按照制造商的要求进行放置,对于配戴位置或基准点未知且制造商未明示的太阳镜,在镜片的基准点进行测量。

2. 太阳镜的顶焦度　应符合 QB 2457-1999 5.2（GB 10810.1-2005 5.1.2.1 镜片顶焦度）规定的要求:同第一篇情境一任务五中标准部分。

3. 太阳镜的棱镜度　应符合 QB 2457-1999 5.2（GB 10810.1-2005 5.1.4 光学中心和棱

89

镜度)规定的要求:同第一篇情境二任务五中标准。

四、实施步骤

(一) 实训准备

太阳镜若干、焦度计、直尺及太阳镜标准(QB 2457-1999)、眼镜片标准(GB 10810.1-2005 和 GB 10810.3-2006)、眼镜架标准(GB/T 14214-2003)。

(二) 实训步骤

1. 使用焦度计测量太阳镜顶焦度,读数并记录。

2. 目测法测太阳镜顶焦度,如图 1-4-5-1 所示。

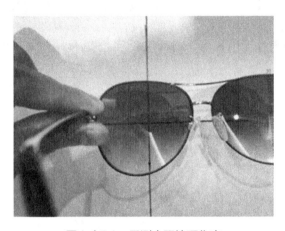

图 1-4-5-1　目测太阳镜顶焦度

(1) 太阳镜置于眼前 45 厘米处,透过眼镜观察周围的垂直线和水平线,比如"十字线",窗户框或门框等。

(2) 太阳镜水平、上下移动,观察是否会产生顺动或者逆动影动现象,如果有明显影动,说明该太阳镜片存在顶焦度。

(3) 镜片做旋转运动,观察线条是否出现剪动影像,如果有,则说明镜片存有柱镜度数。

(4) 注意事项:此方法只能对顶焦度定性,无法对顶焦度定量。

3. 使用焦度计测量太阳镜棱镜度,读数并记录。

五、练习与评价

1. 按照实施步骤进行练习,完成太阳镜光学参数的检测,将结果填入表 1-4-5-1。

表 1-4-5-1　认识太阳镜光学参数训练记录表

太阳镜编号	项目	检测现象	结果判断	备注
	顶焦度			
	棱镜度			
	其他项目			

质检员:　　　　　　　　　　　　　　　　日期:

2. 完成任务后,根据训练情况进行考核评价,完成表 1-4-5-2。

表1-4-5-2　认识太阳镜光学参数训练评价表

考评项目	考评标准	个人自评	小组互评	教师评分
职业素养(20分)	1. 不迟到、不早退，按时出勤。(5分)			
	2. 佩证上岗、仪容仪表规范。(5分)			
	3. 文明用语、语言规范。(5分)			
	4. 环境干净、整洁，符合职业标准。(5分)			
关键能力(60分)	1. 全面做好实训的准备工作。(10分)			
	2. 认真进行实训。(10分)			
	3. 仔细记录结果。(10分)			
	4. 积极解决实训中遇到的问题。(10分)			
	5. 能和组员配合，共同完成互评工作。(10分)			
	6. 展现一定的组织协调能力。(10分)			
知识技能(20分)	1. 认真进行知识准备。(5分)			
	2. 能够运用正确的方法进行实训。(5分)			
	3. 具备归纳总结的能力。(5分)			
	4. 具备一定的语言表达能力。(5分)			
总评(100分)				
实训心得				

质检员：　　　　日期：　　　　复检员：　　　　日期：

六、常见问题

1. 实际检测中，应至少测量3次以上，求平均值，以减少误差。

2. 在检测过程中，顶焦度的测量位置一定要多次确认。

七、注意事项

1. 实际检测中，要保证焦度计的测量精度为0.01D。

2. 检测过程中，要轻拿轻放，以免眼镜受到损伤。

3. 检测过程中若要擦拭镜片，请使用无尘纸，以免划伤镜片。

4. 定配处方太阳镜，其检测项目如光学中心水平距离偏差、光学中心单侧水平偏差、光学中心垂直互差等光学参数，同第一篇情境二任务五中标准部分。

八、拓展知识

太阳镜光透射特性

（一）相关术语与定义

1. 光透射比　光透射比是透射光通量与入射光通量之比。镜片光透射比（τ_V）的数学表达式如下：$\tau_V = \dfrac{\displaystyle\int_{380}^{780} \tau(\lambda)\, V(\lambda)\, S_C(\lambda)\, d\lambda}{\displaystyle\int_{380}^{780} V(\lambda)\, S_C(\lambda)\, d\lambda}$

式中：λ 为波长，单位 nm；

$\tau(\lambda)$ 为镜片的光谱透射比；

$V(\lambda)$ 为明视觉光谱光视效率（视见函数）；

$S_C(\lambda)$ 为标准照明体 C 光源的相对光谱功率分布。

2. 平均透射比 在光谱范围 λ_1 到 λ_2，镜片平均透射比的数学表达式如下：$\tau(\lambda_1, \lambda_2) = \dfrac{1}{\lambda_1 - \lambda_2} \displaystyle\int_{\lambda_1}^{\lambda_2} \tau(\lambda)\, d(\lambda)$

式中，$\tau(\lambda)$ ——镜片的光谱透射比。

平均透射比的值只应用于如下紫外光谱范围：

UVB　$\lambda_1 = 290\text{nm}$，$\lambda_2 = 315\text{nm}$；

UVA　$\lambda_1 = 315\text{nm}$，$\lambda_2 = 380\text{nm}$。

（二）太阳镜透射比要求

1. GB 10810.3-2006 中 5.3 太阳镜类的透射比要求如表 1-4-5-3 所示。

表 1-4-5-3　太阳镜类的透射比要求

分类	可见光谱范围	紫外光谱范围	
	τ_V (380~780) nm	τ_{SUVA} (380~780) nm	τ_{SUVB} (380~780) nm
1	43% < τ_V ≤80%		
2	18% < τ_V ≤43%	≤5%	≤1%
3	8% < τ_V ≤18%		
4	3% < τ_V ≤8%	≤0.5 τ_V	

注：1. 装成太阳镜左片和右片之间的光透射比相对偏差不应超过 15%。
2. 夜用驾驶镜在紫外光谱范围内没有透射比要求。

2. QB 2457-1999 中 5.5.1 太阳镜片的光透射比应按其分类符合表 1-4-5-4 要求。

表 1-4-5-4　太阳镜光透射比特性

分类	光透射比 τ_V	平均透射比 $\tau(\lambda_1, \lambda_2)$	
		紫外光谱区	
		UVB (290~315) nm	UVA (315~380) nm
浅色太阳镜	>40%	≤0.5 τ_V ≤30%	≤ τ_V
遮阳镜	8%~40%	≤0.5 τ_V ≤5%	≤ τ_V
特殊用途太阳镜（滑雪、爬山、海滩等）	3%~8%	≤1%	≤0.5 τ_V

（三）驾驶用镜的光透射比要求

1. 驾驶用的太阳镜的光透射比 τ_V 不得小于 8%。

2. 日用驾驶镜，在采用标准光源 D_{65} 的条件下，其设计参考点（或几何中心）处的光透射比 τ_V 必须大于或等于 8%。

3. 夜间驾驶镜，在采用标准光源 D_{65} 的条件下，其设计参考点（或几何中心）处的光透射比 τ_V 必须大于或等于 75%。

（四）检测偏光镜的偏光性

偏光镜看电脑液晶屏幕，左右旋转眼镜，如果光线变暗或变黑就是偏振的，没变化则是普通镜片（图 1-4-5-2）。

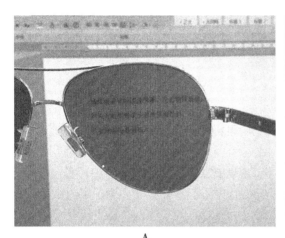
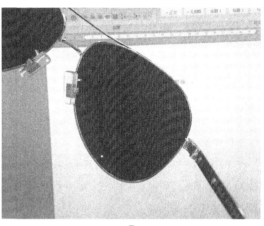

A   B

图 1-4-5-2　简易检测偏光镜片
A. 旋转前；B. 旋转后

任务六　检测太阳镜标志

一、学习目标

1. 认识太阳镜的标志内容。
2. 辨识太阳镜标志的要点和参数。
3. 能判断太阳镜标志的合格性。

二、任务描述

根据太阳镜 QB 2457-1999、GB 10810.3-2006 和生产许可证第 33 条，辨识太阳镜标志的要点和参数，判断太阳镜标志的合格性并进行记录。

三、知识准备

太阳镜标志规定　太阳镜标志应符合 QB 2457-1999、GB 10810.3-2006 和生产许可证第 33 条的规定（表 1-4-6-1）。

表1-4-6-1 标志内容

项 目	要 求
产品名称	标明"太阳镜"
太阳镜类别和分类	正确标注太阳镜种类和透射比类别
镜架尺寸	正确标注太阳镜尺寸
质量等级及检验合格章	标明质量等级,并加盖合格检验章
生产企业名称和地址	正确标注产品的生产厂家和地址
产品执行标准	标明产品所执行的标准号
生产许可证编号和标识	适用时,太阳镜必须标注生产许可证标志和编号
出厂日期或生产批号	清晰标明出厂日期或生产批号

四、实施步骤

（一）实训准备

太阳镜标志若干及太阳镜标准（QB 2457-1999）、眼镜片标准（GB 10810.3-2006）。

（二）实训步骤

1. 标签核查 内容包括产品名称、用途分类、透射比类别、生产厂厂名和厂址、产品所执行的标准号、产品质量等级及检验合格章、生产许可证标记和编号、出厂日期或生产批号，如图1-4-6-1所示。

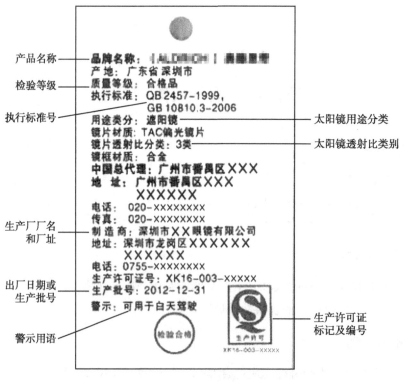

图1-4-6-1 太阳镜标签

2. 参数核查　内容包括产品型号、镜架尺寸等参数,如图 1-4-6-2 所示。其中,G235009 代表此镜架的型号,R/4 代表色号,63 □13-135 代表镜架尺寸,Cat. 2 代表此太阳镜的透射比类别为 2 类。

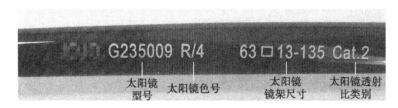

图 1-4-6-2　太阳镜参数标志

3. 部分省市的地方法规规定太阳镜必须有警示用语。如图 1-4-6-1 中的"警示:可用于白天驾驶"。

五、练习与评价

1. 按照实施步骤进行练习,完成太阳镜标志的辨识,将结果填入表 1-4-6-2。

表 1-4-6-2　检测太阳镜标志训练记录表

太阳镜编号	项目	标准内容	实测情况	判断结果	备注
	产品名称				
	用途分类				
	透射比类别				
	执行标准				
	产品质量检验合格章				
	生产厂家和地址				
	生产许可证标志和编号				
	出厂日期或生产批号				

质检员:　　　　　　　　　　　　　　　　　日期:

2. 完成任务后,根据训练情况进行考核评价,完成表 1-4-6-3。

表 1-4-6-3　检测太阳镜标志训练评价表

考评项目	考 评 标 准	个人自评	小组互评	教师评分
职业素养(20 分)	1. 不迟到、不早退,按时出勤。(5 分)			
	2. 佩证上岗、仪容仪表规范。(5 分)			
	3. 文明用语、语言规范。(5 分)			
	4. 环境干净、整洁,符合职业标准。(5 分)			

续表

考评项目	考评标准	个人自评	小组互评	教师评分
关键能力(60分)	1. 全面做好实训的准备工作。(10分)			
	2. 认真进行实训。(10分)			
	3. 仔细记录结果。(10分)			
	4. 积极解决实训中遇到的问题。(10分)			
	5. 能和组员配合,共同完成互评工作。(10分)			
	6. 展现一定的组织协调能力。(10分)			
知识技能(20分)	1. 认真进行知识准备。(5分)			
	2. 能够运用正确的方法进行实训。(5分)			
	3. 具备归纳总结的能力。(5分)			
	4. 具备一定的语言表达能力。(5分)			
总评(100分)				
实训心得				

质检员: 日期: 复检员: 日期:

六、常见问题

1. 质检员对核查项目不熟悉,容易漏项。
2. 生产许可 QS 标志中必须采用最新版。
3. 在核查过程中,执行标准是否有漏项。

七、注意事项

1. 检测过程中,需要认真核实内容,特别是太阳镜的用途分类和透射比类别等项目是否有缺少。
2. 检测过程中,要轻拿轻放,以免眼镜受到损伤。

任务七 处理太阳镜眼镜检测结果

一、学习目标

1. 判断太阳镜综合质量的合格性。
2. 认识太阳镜检测结果的处理方法。

二、任务描述

针对太阳镜综合质量的检测结果,根据标准进行判断及处理。

三、知识准备

同本篇章任务一到任务六的知识准备。

四、实施步骤

（一）实训准备

填写完整的太阳镜检测训练记录表若干、太阳镜标准（QB 2457-1999）、眼镜片标准（GB 10810.1-2005，GB 10810.3-2006）、眼镜架标准（GB/T 14214）、配装眼镜标准（GB 13511.1-2011）。

（二）实训步骤

1. 逐项核对太阳镜的检测结果。
2. 对太阳镜各检测项目的具体情况进行复核。
3. 对太阳镜的检测结果进行判断处理。

五、练习与评价

1. 按照实施步骤进行练习，完成一批太阳镜的检测，将结果记录到表1-4-7-1。

表 1-4-7-1　处理太阳镜检测结果训练记录表

太阳镜编号	检测项目		检测标准	实测情况	判断
	镜架外观质量				
	镜片材料和表面质量				
	球镜顶焦度偏差（主子午面一）（D）				
	球镜顶焦度偏差（主子午面二）（D）				
	柱镜顶焦度偏差（D）				
	棱镜度偏差（△）				
	光学中心水平偏差（mm）				
	光学中心单侧水平偏差（mm）				
	光学中心垂直互差（mm）				
	装配质量				
	可见光透射比 τV（%）（380nm～780nm）				
	标识	标识1			
		标识2			

2. 完成练习任务后，根据训练情况进行考核评价，完成表1-4-7-2。

表 1-4-7-2　处理太阳镜检测结果训练评价表

考评项目	考评标准	个人自评	小组互评	教师评分
职业素养（20分）	1. 不迟到、不早退，按时出勤。（5分）			
	2. 佩证上岗、仪容仪表规范。（5分）			
	3. 文明用语、语言规范。（5分）			
	4. 环境干净、整洁，符合职业标准。（5分）			

续表

考评项目	考评标准	个人自评	小组互评	教师评分
关键能力(60分)	1. 全面做好实训的准备工作。(10分)			
	2. 认真进行实训。(10分)			
	3. 仔细记录结果。(10分)			
	4. 积极解决实训中遇到的问题。(10分)			
	5. 能和组员配合,共同完成互评工作。(10分)			
	6. 展现一定的组织协调能力。(10分)			
知识技能(20分)	1. 认真进行知识准备。(5分)			
	2. 能够运用正确的方法进行实训。(5分)			
	3. 具备归纳总结的能力。(5分)			
	4. 具备一定的语言表达能力。(5分)			
总评(100分)				
实训心得				

质检员: 日期: 复检员: 日期:

六、常见问题

眼镜检测要反复练习,熟记标准,形成专业技能,对各检测项目的具体情况进行正确的判断和处理。一般由质检员完成一副太阳镜全部的检测项目,由另一名质检员或质检主管进行复检。避免一个人质检,防止错漏。

七、注意事项

1. 整个检测过程,需要反复核对太阳镜的数据。

2. 整个检测过程,需要始终注意保持眼镜的干净整洁,防止划伤镜片、镜架,影响检测结果的准确性。

3. 处理完检测结果,质检员要对太阳镜提供检验合格证明,并进行清洗和包装,以备售卖。

 练习题(单选题)

1. 关于太阳镜的检测标准,以下说法正确的是( )。

　　A. 太阳镜适用 QB 2457-1999 标准

　　B. 太阳镜只对眼镜的外观质量有要求

　　C. 太阳镜镜架外观质量要用放大镜来检测

　　D. 浅色太阳镜的防护作用最强

2. 太阳镜按照用途不能分为( )太阳镜。

　　A. 遮阳　　　　　　　B. 浅色　　　　　　　C. 特殊用途　　　　　　　D. 偏光

3. 太阳镜水平、上下移动,观察有明显影动,说明该太阳镜片存有( )。

A. 屈光度　　　　　B. 霍光　　　　　C. 杂质　　　　　D. 条纹

4. 紫外线辐射是指波长小于(　　　)nm 的光学辐射。

A. 760　　　　　B. 380　　　　　C. 400　　　　　D. 800

5. 测定太阳镜的顶焦度时,焦度计的测量精度应该始终保持(　　　)D。

A. 0.25　　　　　B. 0.01　　　　　C. 0.12　　　　　D. 0.50

6. (　　　)是指透射光通量与入射光通量之比。

A. 光透射比　　　　　B. 平均透射比　　　　　C. 总透射比　　　　　D. 光照度

7. 夜用驾驶镜在紫外光谱范围内的透射比要求是(　　　)。

A. 8%　　　　　B. 18%　　　　　C. 43%　　　　　D. 没要求

8. 装成太阳镜左片和右片之间的光透射比相对偏差不应超过(　　　)%。

A. 10　　　　　B. 5　　　　　C. 15　　　　　D. 3

9. 偏光镜看电脑液晶屏幕,左右旋转眼镜,光线会出现(　　　)的现象。

A. 变白或变亮　　　　　B. 变黄　　　　　C. 变暗或变黑　　　　　D. 变绿

10. 太阳镜光学参数的测量位置,一般在镜片的(　　　)上进行。

A. 光学中心　　　　　B. 基准点　　　　　C. 顶点　　　　　D. 焦点

11. 对不同的偏振入射光表现出透射比特性的镜片,称为(　　　)镜。

A. 渐变染色　　　　　B. 遮阳　　　　　C. 偏光　　　　　D. 劳保

12. 驾驶用的太阳镜的光透射比不得小于(　　　)%。

A. 8　　　　　B. 18　　　　　C. 40　　　　　D. 80

13. 太阳镜左右两镜面应保持相对(　　　)。

A. 干净　　　　　B. 弯曲　　　　　C. 平整　　　　　D. 光滑

14. 太阳镜是(　　　)的眼镜,它的标准与配装眼镜的标准不尽相同。

A. 专门制造　　　　　B. 个性　　　　　C. 订制　　　　　D. 批量生产

15. 浅色太阳镜的光透射比大于(　　　)%。

A. 8　　　　　B. 40　　　　　C. 43　　　　　D. 18

▶▶▶ 第二篇 眼 镜 整 形

眼镜整形是指配装眼镜在加工完成后进行调整，以恢复由于配装过程产生的变形，使其符合标准要求的尺寸和角度。眼镜整形时应遵循"由前向后"的原则，按照鼻梁、镜圈、鼻托、桩头、镜腿、脚套的顺序进行调整。

不同材料、不同款式的眼镜调整工具不同，调整的方法也不一样。以下眼镜整形内容按照眼镜材料、款式分别加以阐述。

情境一 塑料架眼镜整形

情 境 描 述

眼镜加工师需要辨别塑料架眼镜的结构和材质，正确使用整形工具对装配好的眼镜进行整形，使其成为合格眼镜。

任务一 辨认结构与鉴别材料

一、学习目标

1. 辨别塑料架眼镜的结构。
2. 鉴别塑料架眼镜的材质。

二、任务描述

运用眼镜商品知识，辨别塑料架眼镜的结构、鉴别材质。

三、知识准备

（一）塑料架眼镜的结构（图 2-1-1-1）
（二）塑料架眼镜的材质
常见塑料架眼镜主要分为板材与注塑两大类，区别见表 2-1-1-1。

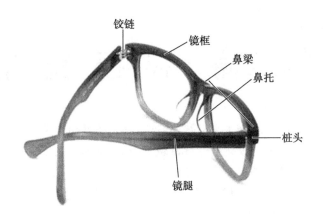

图 2-1-1-1 塑料眼镜架的结构

表 2-1-1-1 板材框与注塑框的区别

区分点	板 材	注 塑
制作工艺	工艺难度较大,程序繁琐,人力物力损耗大,工艺难度一般	程序较简单
色彩	色彩层次丰富,花样较多	可做色彩样式较单一
重量	较重	较轻
铰链	采用高温嵌入	采用插入或锁式铰链
鼻托	一般使用拼接透明鼻托的方式	与镜框一体成型,颜色一般同框色
条纹	材料内部 不易脱色	材料表面 易脱色
注塑点	无	有

最常用的是通过鼻托来判断,如图 2-1-1-2 所示。

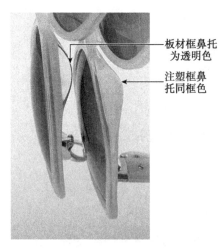

板材框鼻托
为透明色

注塑框鼻
托同框色

图 2-1-1-2 板材镜圈与注塑镜圈的区别

四、实施步骤

（一）实训准备

各材质塑料架眼镜若干。

（二）实训步骤

1. 辨认塑料架眼镜结构名称。

2. 按照表中区分点鉴别板材架与注塑架。

五、练习与评价

1. 按照实施步骤进行练习，完成表2-1-1-2，将结果填入表2-1-1-1。

表2-1-1-2　辨别结构与鉴别材质训练记录表

眼镜编号	项目	内容	备注
	结构		
	材质		

加工师：　　　　　　　　日期：

2. 完成练习任务后，根据实训情况进行考核评价，完成表2-1-1-3。

表2-1-1-3　辨别结构与鉴别材质训练评价表

考评项目	考评标准	个人自评	小组互评	教师评分
职业素养（20分）	1. 不迟到、不早退，按时出勤。（5分）			
	2. 佩证上岗、仪容仪表规范。（5分）			
	3. 文明用语、语言规范。（5分）			
	4. 环境干净、整洁，符合职业标准。（5分）			
关键能力（60分）	1. 全面做好实训的准备工作。（10分）			
	2. 认真进行实训。（10分）			
	3. 仔细记录结果。（10分）			
	4. 积极解决实训中遇到的问题。（10分）			
	5. 能和组员配合，共同完成互评工作。（10分）			
	6. 展现一定的组织协调能力。（10分）			
知识技能（20分）	1. 认真进行知识准备。（5分）			
	2. 能够运用正确的方法进行实训。（5分）			
	3. 具备归纳总结的能力。（5分）			
	4. 具备一定的语言表达能力。（5分）			
总评（100分）				
实训心得				

加工师：　　　　日期：　　　　互评人：　　　　日期：

六、常见问题

1. 板材架与注塑架分辨不清。
2. 辨认塑料架眼镜结构错误。

七、注意事项

勿混淆天然材料镜架与塑料材料镜架。天然材料镜架主要有玳瑁甲、角质（牛等动物的角）等天然材料。

任务二　塑料架眼镜整形方法和流程

一、学习目标

1. 认识烘热器的结构。
2. 能使用烘热器对塑料架眼镜进行整形。

二、任务描述

加工师能正确使用烘热器，对塑料架眼镜进行整形，使之成为合格的眼镜。

三、知识准备

（一）相关术语

1. 眼镜架垂俯角　指垂长部镜腿与镜腿延长线之间的夹角（图2-1-2-1）。

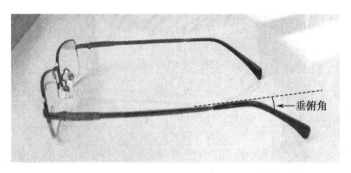

图2-1-2-1　眼镜架垂俯角

2. 垂内角　指垂长部镜腿与主体镜腿延长线在冠状面的夹角，即垂长部镜腿内偏弯曲的角度，如图2-1-2-2所示。
3. 身腿倾斜角　指镜腿与镜片平面法线的夹角，一般为8°～15°（图2-1-2-3）。
4. 镜面角　指从眼镜内侧测量左右镜片平面所夹的角，一般为170°～180°（图2-1-1-4）。
5. 镜架的外张角　指镜腿张开至极限位置时与两侧铰链连接线之间的夹角，一般约为80°～95°（图2-1-2-5）。
6. 弯点长　镜腿铰链中心到耳朵最上点的距离为弯点长（图2-1-2-6）。

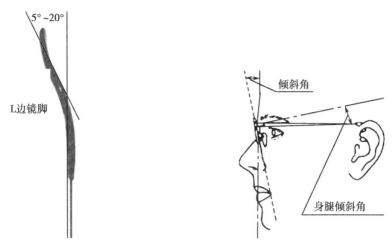

图2-1-2-2 眼镜架的垂内角 图2-1-2-3 眼镜架的身腿倾斜角

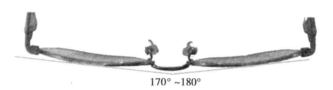

图2-1-2-4 眼镜架的镜面角

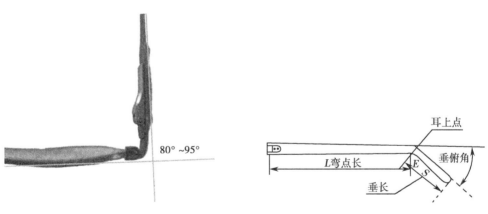

图2-1-2-5 眼镜架的外张角 图2-1-2-6 眼镜架的弯点长

（二）烘热器的结构

常见烘热器的外形如图 2-1-2-7 所示,其结构如图 2-1-2-8 所示。

四、实施步骤

（一）实训准备

塑料架眼镜和烘热器。

（二）实训步骤

1. 调整镜面角

105

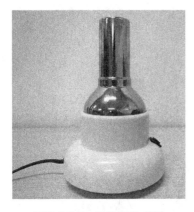

图 2-1-2-7 烘热器的外形

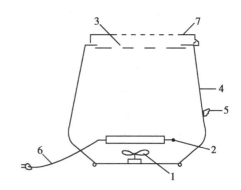

图 2-1-2-8 烘热器的结构示意图
1. 电扇;2. 电热丝;3. 导热板;4. 外壳;5. 电源
开关;6. 电源线;7. 出风口

（1）观察镜架两镜圈是否平整或对称。

（2）用烘热器均匀加热塑料镜架鼻梁,直至软化,如图 2-1-2-9 所示。

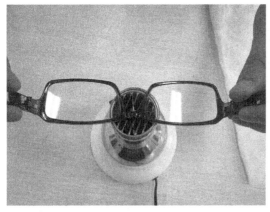

图 2-1-2-9 烘热器软化镜梁

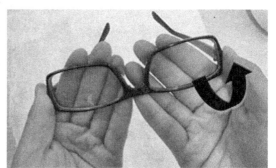

图 2-1-2-10 减小镜面角

（3）两手分别握住镜架的左右镜圈,进行镜面角调整直到两镜圈调整平整或对称。

1）减小镜面角,两手同时将镜圈向镜架内侧水平用力调整,如图 2-1-2-10 所示。

2）增加镜面角,两手同时将镜圈向镜架外侧水平用力调整,如图 2-1-2-11 所示。

2. 调整身腿倾斜角

（1）用烘热器均匀加热塑料架眼镜桩头位置至软化（图 2-1-2-12）。

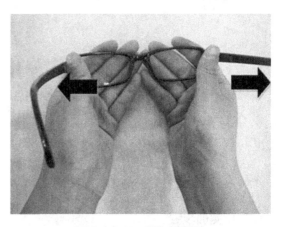

图 2-1-2-11 增加镜面角

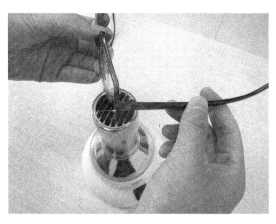

图 2-1-2-12　烘热器软化桩头

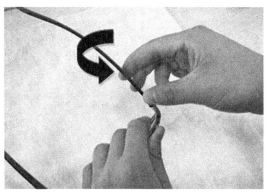

图 2-1-2-13　减小身腿倾斜角

（2）左手握住镜身,右手捏住镜腿上下反方向进行调整。

1）减少身腿倾斜角,扳动的方向是要提高镜腿(图 2-1-2-13)。

2）增大身腿倾斜角,扳动的方向是要压低镜腿(图 2-1-2-14)。

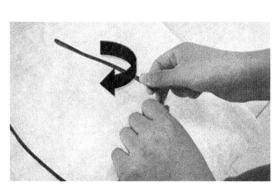

图 2-1-2-14　增大身腿倾斜角

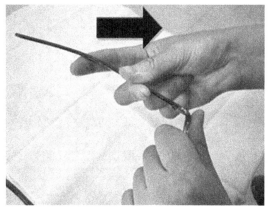

图 2-1-2-15　减小垂内角

3. 调整镜腿垂内角

（1）减小垂内角

1）镜腿弯点长处来回受热软化。

2）用手轻拉镜腿弯点使镜腿内弯减小(图 2-1-2-15)。

（2）增大垂内角

1）镜腿弯点长处来回均匀受热软化。

2）用手轻压镜腿弯点使镜腿内弯增大(图 2-1-2-16)。

4. 调整垂俯角

（1）用烘热器均匀加热塑料架眼镜

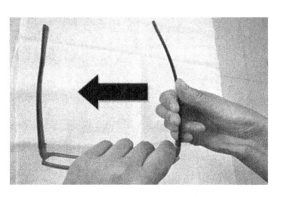

图 2-1-2-16　增大垂内角

107

镜腿弯点至软化,如图2-1-2-17 所示。

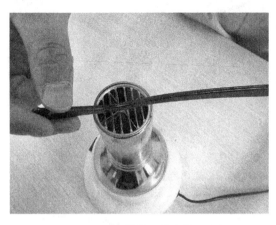

图2-1-2-17 烘热器软化镜腿弯点

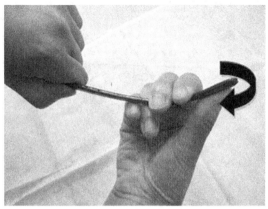

图2-1-2-18 减小垂俯角

（2）调整垂俯角

将镜腿用手轻拉垂长,减小或增大垂俯角,如图2-1-2-18,图2-1-2-19。

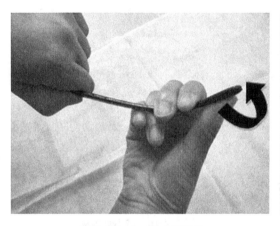

图2-1-2-19 增大垂俯角

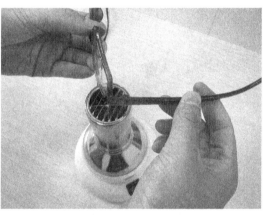

图2-1-2-20 软化镜架桩头

5. 调整镜架外张角

（1）观察镜架外张角,找出与要求不符的调整量。

（2）在桩头位置对外张角进行调整。

1）均匀加热塑料镜架桩头直至软化（图2-1-2-20）。

2）左手握住镜圈,右手捏住镜腿进行外张角调整。

3）左手握住镜圈,右手捏住镜腿,右手食指、中指在镜圈内表面眉框处作支撑,大拇指在镜圈外表面桩头处将镜腿水平向里推,减小外张角（图2-1-2-21）。

4）左手握住镜圈,右手捏住镜腿,右手食指、中指在镜圈内表面眉框处作支撑,大拇指在镜圈外表面桩头处将镜腿水平向外扳,增大外张角（图2-1-2-22）。

五、练习与评价

1. 按照实施步骤进行练习,完成表2-1-1-2,将结果填入表2-1-2-1。

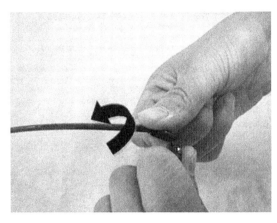

图 2-1-2-21 减小外张角

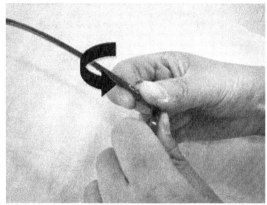

图 2-1-2-22 增大外张角

表 2-1-2-1 塑料架眼镜整形方法和流程训练记录表

眼镜编号	项目	内容	备注
	镜面角		
	身腿倾斜角		
	垂内角		
	垂俯角		
	外张角		

加工师：　　　　　　　　日期：

2. 完成任务后,根据实训情况进行考核评价,完成表 2-1-2-2。

表 2-1-2-2 塑料架眼镜整形方法和流程训练评价表

考评项目	考评标准	个人自评	小组互评	教师评分
职业素养(20 分)	1. 不迟到、不早退,按时出勤。(5 分)			
	2. 佩证上岗、仪容仪表规范。(5 分)			
	3. 文明用语、语言规范。(5 分)			
	4. 环境干净、整洁,符合职业标准。(5 分)			
关键能力(60 分)	1. 全面做好实训的准备工作。(10 分)			
	2. 认真进行实训。(10 分)			
	3. 仔细记录结果。(10 分)			
	4. 积极解决实训中遇到的问题。(10 分)			
	5. 能和组员配合,共同完成互评工作。(10 分)			
	6. 展现一定的组织协调能力。(10 分)			

续表

考评项目	考评标准	个人自评	小组互评	教师评分
知识技能(20分)	1. 认真进行知识准备。(5分)			
	2. 能够运用正确的方法进行实训。(5分)			
	3. 具备归纳总结的能力。(5分)			
	4. 具备一定的语言表达能力。(5分)			
总评(100分)				
实训心得				

加工师：　　日期：　　互评人：　　日期：

六、常见问题

打开镜腿将眼镜正放在平面上,如果四点同时接触平面,两镜腿折叠后平行一致,整形结束;否则,继续调整。

七、注意事项

1. 整形时注意控制力度,不能过猛过大,以免损坏镜架。
2. 对塑料架整形时不能用整形钳。
3. 特殊材料镜架(如玳瑁架)不能完全按照上述方法调整。
4. 塑料架眼镜整形时要控制温度,以免损坏镜架。
5. 操作人员要注意安全,以免烫伤。

 练习题(单选题)

1. 现在市面上所销售的塑料眼镜架主要分为注塑眼镜架与( )两大类。
   A. 尼龙眼镜架　　B. 板材眼镜架　　C. 硝酸纤维眼镜架　　D. 醋酸纤维眼镜架

2. 镜腿张开至极限位置时与两侧铰链连接线之间的夹角,称为外张角,正常值为( )。
   A. 80°～95°　　B. 90°～95°　　C. 85°～95°　　D. 90°～100°

3. 镜腿与镜片平面法线的夹角,称为身腿倾斜角,正常值为( )。
   A. 5°～15°　　B. 8°～18°　　C. 8°～15°　　D. 10°～15°

4. 从眼镜内侧测量左右镜片平面所夹的角,称为镜面角,正常值为( )。
   A. 170°～180°　　B. 160°～180°　　C. 170°～190°　　D. 175°～180°

5. 眼镜双侧镜平面的交线应为鼻梁的垂直平分线,( )在170°～180°。
   A. 镜面角　　B. 外张角　　C. 身腿倾斜角　　D. 身腿角

6. 眼镜左右两镜腿与镜平面的( )在80°～95°,并左右对称。
   A. 镜面角　　B. 外张角　　C. 身腿倾斜角　　D. 身腿角

7. 眼镜镜平面与主垂面的( )在8°～15°。

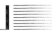

    A. 镜面角   B. 外张角   C. 身腿倾斜角   D. 身腿角

8. 烘热器使用时必须注意,勿将( )落到导热板上。

    A. 工具   B. 灰尘   C. 水珠   D. 眼镜

9. 烘热器结构主要包括( )等主要组件。

    A. 电热元件   B. 鼓风机   C. 散热装置   D. 导热板

10. 下列说法错误的是( )。

    A. 塑料板材镜架能使用烘热器进行整形

    B. 塑料板材镜架不能使用烘热器进行整形

    C. 配装眼镜镜腿收拢,保持四点共面

    D. 双侧镜腿张开平置或倒伏,镜腿接触镜圈下缘,左右基本一致

11. 减小镜面角,两手同时将镜圈向镜架( )侧水平用力调整。

    A. 外   B. 内   C. 上   D. 下

12. 增大身腿倾斜角,扳动的方向是要( )镜腿。

    A. 向上   B. 向下   C. 提高   D. 压低

13. 大拇指在镜圈外表面桩头处将镜腿水平( )推,减小外张角。

    A. 向上   B. 向下   C. 向里   D. 向外

14. 以下不是板材架眼镜与注塑架眼镜区分点的是( )。

    A. 色彩   B. 重量   C. 鼻托   D. 款式

15. 垂长部镜腿与主体镜腿延长线在冠状面的夹角是( )。

    A. 垂内角   B. 外张角   C. 身腿倾斜角   D. 镜面角

情境二　金属镜架眼镜整形

眼镜加工师需要辨别金属架眼镜的结构和材质,正确使用整形工具对装配好的眼镜进行整形,使其成为合格眼镜。

任务一　辨认结构与鉴别款式

一、学习目标

1. 辨认金属架眼镜的结构。
2. 鉴别金属架眼镜的款式。

二、任务描述

运用眼镜商品知识,辨认金属架眼镜的结构、鉴别款式。

三、知识准备

(一)金属眼镜架的结构

金属眼镜架的基本结构包括以下部分(图 2-2-1-1)。

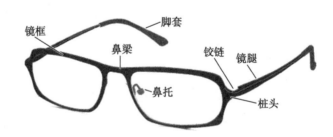

图 2-2-1-1　眼镜架的结构与名称

(二)金属镜架的款式

1. 全框金属架,如图 2-2-1-2 所示。
2. 半框金属架,如图 2-2-1-3 所示。
3. 无框金属架,如图 2-2-1-4 所示。

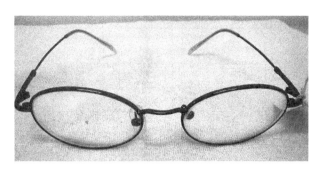

图 2-2-1-2　全框金属架眼镜

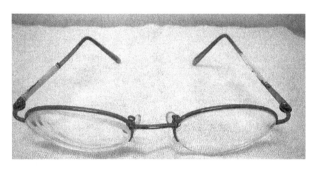

图 2-2-1-3　半框金属架眼镜

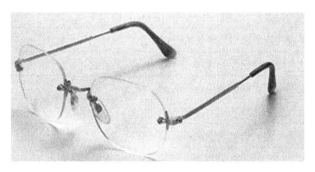

图 2-2-1-4　无框金属架眼镜

四、实施步骤

（一）实训准备
各款式金属架眼镜若干。

（二）实训步骤
1. 辨认金属架眼镜结构名称。
2. 鉴别金属镜架款式。

五、练习与评价

1. 按照实施步骤进行练习,将结果填入表 2-2-1-1。

表2-2-1-1 辨认结构与鉴别款式训练记录表

眼镜编号	项目	内容	备注
	结构		
	款式		

加工师: 日期:

2. 完成任务后,根据实训情况进行考核评价,完成表2-2-1-2。

表2-2-1-2 辨别结构与鉴别款式训练评价表

考评项目	考评标准	个人自评	小组互评	教师评分
职业素养(20分)	1. 不迟到、不早退,按时出勤。(5分)			
	2. 佩证上岗、仪容仪表规范。(5分)			
	3. 文明用语、语言规范。(5分)			
	4. 环境干净、整洁,符合职业标准。(5分)			
关键能力(60分)	1. 全面做好实训的准备工作。(10分)			
	2. 认真进行实训。(10分)			
	3. 仔细记录结果。(10分)			
	4. 积极解决实训中遇到的问题。(10分)			
	5. 能和组员配合,共同完成互评工作。(10分)			
	6. 展现一定的组织协调能力。(10分)			
知识技能(20分)	1. 认真进行知识准备。(5分)			
	2. 能够运用正确的方法进行实训。(5分)			
	3. 具备归纳总结的能力。(5分)			
	4. 具备一定的语言表达能力。(5分)			
总评(100分)				
实训心得				

加工师: 日期: 互评人: 日期:

六、常见问题

辨认金属架眼镜结构错误。

七、注意事项

金属架眼镜款式变化较快,会混合两种或三种款式。

任务二　认识金属架眼镜整形工具

一、学习目标

1. 认识眼镜整形钳。
2. 学会各种整形钳的使用方法。
3. 学会眼镜螺丝刀和拉丝钩的使用方法。

二、任务描述

认识金属架眼镜整形工具的名称、用途和使用方法。

三、知识准备

用于金属眼镜架的整形工具主要有整形钳、螺丝刀和拉丝钩。

（一）整形钳

眼镜整形钳主要包括圆嘴钳、托叶钳、镜腿钳、鼻梁钳、平圆钳、无框架螺丝装配钳、框缘调整钳、平口钳等。

1. 圆嘴钳　用于调整鼻托支架,可以控制变形的部位,避免局部变形次数过多而导致断裂(图2-2-2-1)。

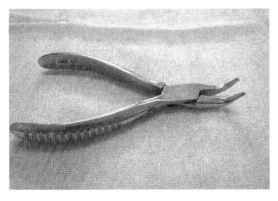

图2-2-2-1　圆嘴钳

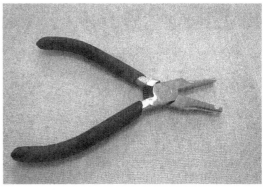

图2-2-2-2　托叶钳

2. 托叶钳　用于调整托叶的位置和角度(图2-2-2-2)。
3. 镜腿钳　用于调整镜腿的角度(图2-2-2-3)。
4. 鼻梁钳　用于调整鼻梁的弧度或者镜圈的形状,一侧为凹形,一侧为凸形(图2-2-2-4)。
5. 平圆钳　用于调整镜腿张角(图2-2-2-5)。
6. 框缘调整钳　用于镜圈弯弧调整和镜圈几何形状调整,也可用于镜腿等调整(图2-2-2-6)。
7. 无框架螺丝装配钳　用于固定无边框(图2-2-2-7)。
8. 平口钳　用于增大镜面角(图2-2-2-8)。

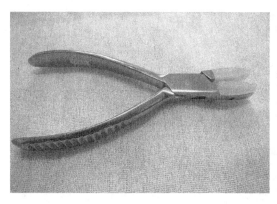

图2-2-2-3　镜腿钳

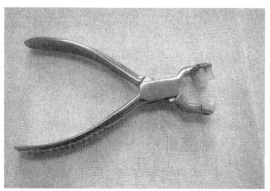

图2-2-2-4　鼻梁钳

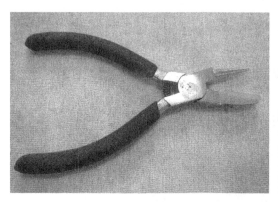

图2-2-2-5　平圆钳

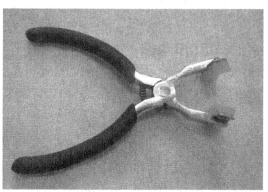

图2-2-2-6　框缘调整钳

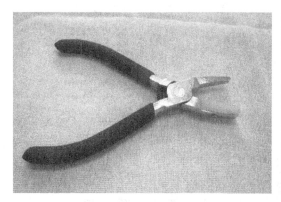

图2-2-2-7　无框架螺丝装配钳

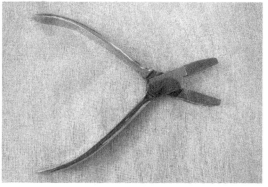

图2-2-2-8　平口钳

（二）螺丝刀和拉丝钩

眼镜整形工具中的螺丝刀是用来拧转螺丝钉以迫使其就位的工具,主要有一字(负号)和十字(正号)两种(图2-2-2-9)。

拉丝钩主要专用于半框架眼镜的卸丝(图2-2-2-9)。

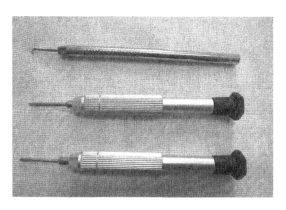

图2-2-2-9 螺丝刀和拉丝钩

四、实施步骤

（一）实训准备

各种整形钳、拉丝钩、螺丝刀、金属架眼镜若干。

（二）实训步骤

1. 使用圆嘴钳调整鼻托支架（图2-2-2-10）。
2. 使用托叶钳调整托叶的位置角度（图2-2-2-11）。

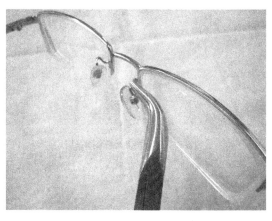

图2-2-2-10 圆嘴钳的使用

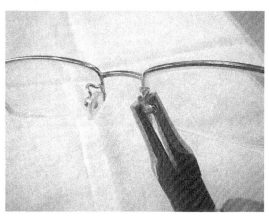

图2-2-2-11 托叶钳的使用

3. 使用镜腿钳调整镜腿的角度（图2-2-2-12）。
4. 使用鼻梁钳调整鼻梁的位置（图2-2-2-13）。
5. 使用平圆钳调整外张角（图2-2-2-14）。
6. 使用框缘调整钳调整镜圈弧度（图2-2-2-15）。
7. 使用无框架螺丝装配钳调整无框眼镜（图2-2-2-16）。
8. 使用平口钳调整鼻梁（图2-2-2-17）。
9. 使用两把整形钳联合整形（图2-2-2-18）。

（三）螺丝刀和拉丝专用钩的使用方法

1. 螺丝刀的使用方法 螺丝背面为"一"字的使用"一"字螺丝刀,螺丝背面为"十"字的使用"十"字螺丝刀。

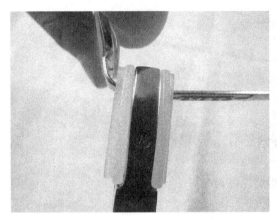

图 2-2-2-12　镜腿钳的使用

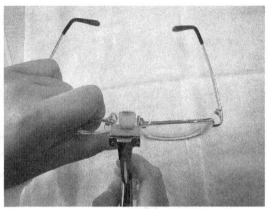

图 2-2-2-13　鼻梁钳的使用

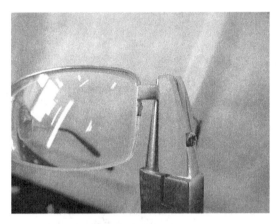

图 2-2-2-14　平圆钳的使用

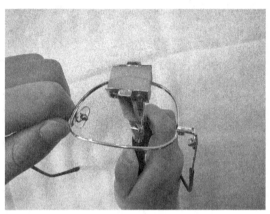

图 2-2-2-15　框缘调整钳的使用

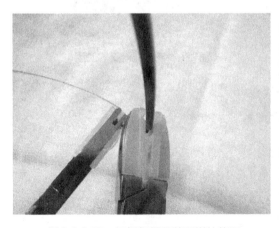

图 2-2-2-16　无框架螺丝装配钳的使用

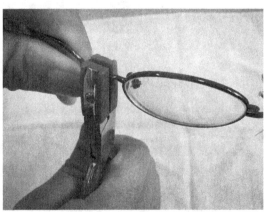

图 2-2-2-17　平口钳的使用

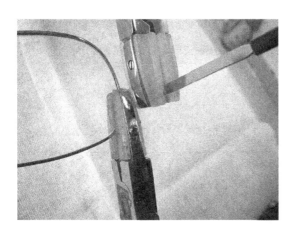

图2-2-2-18　整形钳的联合使用

2. 拉丝钩的使用方法,如图2-2-2-19所示。

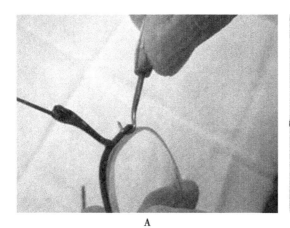

A

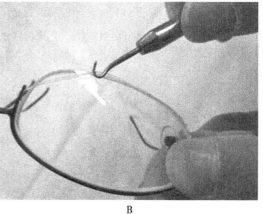

B

图2-2-2-19　拉丝钩的使用
A. 拆下镜片时拉丝钩作用点;B. 拆下镜片时拉丝钩的行走路线

五、练习与评价

1. 按照实施步骤进行练习,将结果填入表2-2-2-1。

表2-2-2-1　认识金属架眼镜整形工具训练记录表

眼镜编号	项目	内容	备注
	圆嘴钳		
	托叶钳		
	镜腿钳		
	鼻梁钳		
	平圆钳		
	无框架螺丝装配钳		
	框缘调整钳		
	平口钳		

加工师:　　　　　　　　　日期:

2. 完成练习任务后,根据实训情况进行考核评价,完成表 2-2-2-2。

表2-2-2-2 认识金属架眼镜整形工具实训评价表

考评项目	考评标准	个人自评	小组互评	教师评分
职业素养(20分)	1. 不迟到、不早退,按时出勤。(5分)			
	2. 佩证上岗、仪容仪表规范。(5分)			
	3. 文明用语、语言规范。(5分)			
	4. 环境干净、整洁,符合职业标准。(5分)			
关键能力(60分)	1. 全面做好实训的准备工作。(10分)			
	2. 认真进行实训。(10分)			
	3. 仔细记录结果。(10分)			
	4. 积极解决实训中遇到的问题。(10分)			
	5. 能和组员配合,共同完成互评工作。(10分)			
	6. 展现一定的组织协调能力。(10分)			
知识技能(20分)	1. 认真进行知识准备。(5分)			
	2. 能够运用正确的方法进行实训。(5分)			
	3. 具备归纳总结的能力。(5分)			
	4. 具备一定的语言表达能力。(5分)			
总评(100分)				
实训心得				

加工师: 日期: 互评人: 日期:

六、常见问题

1. 整形钳种类多,容易混淆,应勤加练习,直到熟练掌握。

2. 整形时,工作台需干净整洁,应避免有沙粒、金属屑等硬质杂物,必须在工作前后仔细清洁。

七、注意事项

1. 整形工具是专用工具,各有各的用途,不能混用。

2. 要保持工具操作面清洁,不得夹入金属屑、沙粒等硬质杂物,工具金属部分接触镜架时,放上衬垫物(如纱布、眼镜布等),以免留下压痕和划伤。

3. 整形时一定要保护焊接点,避免脱焊。

4. 使用整形钳时,选择合适的工具、力度和受力点,防止调整过度造成的反复,避免镜架断裂。

任务三 金属架眼镜整形方法和流程

一、学习目标

1. 能使用整形钳对全框金属架眼镜进行整形。
2. 能使用整形钳对半框金属架眼镜进行整形。
3. 能使用整形钳对无框金属架眼镜进行整形。

二、任务描述

加工师能正确使用整形钳对全框、半框、无框金属架眼镜进行整形,使之成为合格的眼镜。

三、知识准备

无框金属架眼镜镜片与镜架连接处形状不一致对眼镜整形有很大影响。常见原因有:钻孔位置不合适,两镜片不在同一直线上,鼻梁扭曲,镜片的弯度太大等。

四、实施步骤

(一)实训准备

各款式金属架眼镜若干、整形钳、螺丝刀、拉丝钩、眼镜布或纱布等。

(二)实训步骤

1. 金属全框眼镜的整形

(1)调整金属全框眼镜架镜面角

1)俯视眼镜架,观察两个镜面是否在同一平面上,镜面角是否为170°~180°(图2-2-3-1)。

2)左手握住眼镜左镜桩头及眼镜片起保护作用(图2-2-3-2)。

3)调整镜面角:当镜面角大于180°时,用鼻梁钳向内并左右调整眼镜架面角,使两镜面与鼻梁平面的夹角对称,即两镜面平面补角相等(图2-2-3-3)。

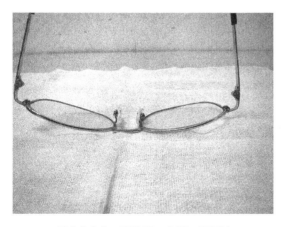

图2-2-3-1 两镜面不在同一平面上

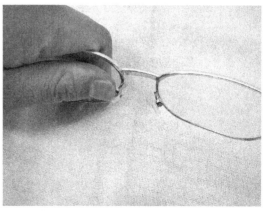

图2-2-3-2 左手握住眼镜左镜桩头和眼镜片

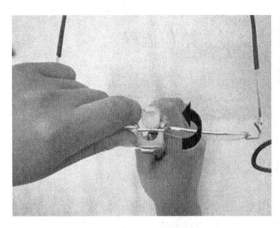

图 2-2-3-3　减小镜面角

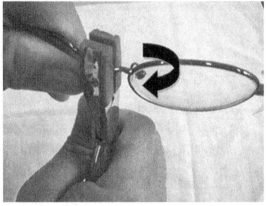

图 2-2-3-4　增大镜面角

　　当镜面角小于 170° 时,用平口钳向外并左右调整眼镜架面角,使两镜面与鼻梁平面的夹角对称,即两镜面平面补角相等(图 2-2-3-4)。

　　(2) 调整鼻托

　　1) 用托叶钳调整镜架鼻托部件的侧叶角度和弧度(图 2-2-3-5)。

　　2) 用圆嘴钳调整卡叶的斜度及开度(图 2-2-3-6)。

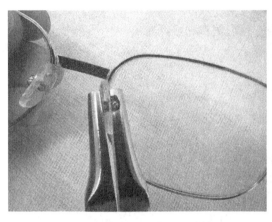

图 2-2-3-5　调整金属架鼻托侧叶

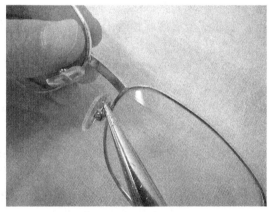

图 2-2-3-6　调整金属架鼻托卡叶

　　(3) 调整眼镜架外张角

　　1) 左手握圆嘴钳,钳在桩头处作辅助钳,固定不动保护眼镜架桩头焊接处的牢固(图 2-2-3-7)。

　　2) 右手握平圆钳作为主钳,钳在如图 2-2-3-8 所示位置,向眼镜架内扭腕减小外张角(图 2-2-3-8);向眼镜架外扭腕增大外张角(图 2-2-3-9)。

　　2. 金属半框眼镜架的整形　整形步骤和方法见全框金属架眼镜整形部分。

　　3. 金属无框眼镜的整形

　　(1) 调整无框眼镜镜面角:调整方法见全框金属架眼镜整形部分。

　　(2) 调整无框眼镜连接部位形状。

　　1) 初步检查左右镜片的形状是否对称,钻孔位置高低及钻孔角度是否合适。

　　2) 调整镜架的鼻梁扭曲度,调整鼻托部件的侧叶角度和弧度(图 2-2-3-10)。

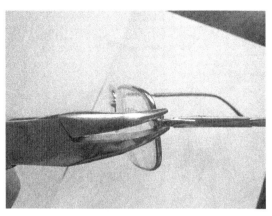

图2-2-3-7　左手握圆嘴钳钳在桩头处

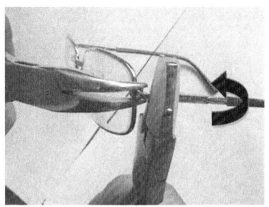

图2-2-3-8　金属眼镜减小外张角

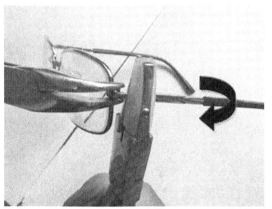

图2-2-3-9　金属眼镜增大外张角

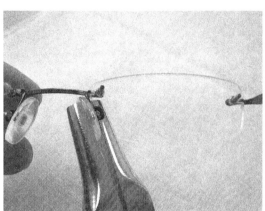

图2-2-3-10　调整无框眼镜鼻托侧叶

3）用圆嘴钳调整卡叶的斜度及开度（图2-2-3-11）。

4）用镜腿钳调整镜腿的平行度及开度（图2-2-3-12）。

5）以连接部位为中心，用镜腿钳、鼻梁钳和平口钳调整眼镜鼻梁部的弯曲度（图2-2-3-13、图2-2-3-14、图2-2-3-15）。

（3）调整无框眼镜身腿倾斜角

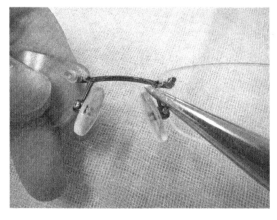

图2-2-3-11　调整无框眼镜卡叶

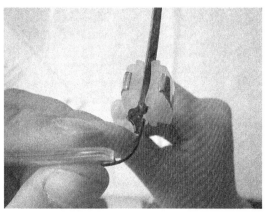

图2-2-3-12　调整无框眼镜镜腿

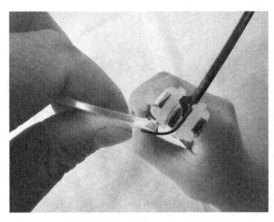

图 2-2-3-13　调整弯曲度

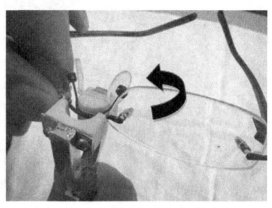

图 2-2-3-14　减小鼻梁弯度

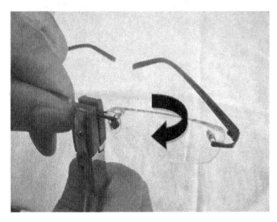

图 2-2-3-15　增大鼻梁弯度

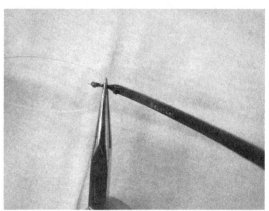

图 2-2-3-16　左手握圆嘴钳,钳在桩头处

1）左手握圆嘴钳,钳在桩头处,做辅助钳,固定不动,减少钻孔处受力,防止镜片破裂及保护桩头焊接处的牢固（图 2-2-3-16）。

2）右手握镜腿钳作为主钳,钳的所在位置（图 2-2-3-17）。向上扭腕减少身腿倾斜角,如图 2-2-3-17 所示;向下扭腕增加身腿倾斜角（图 2-2-3-18）。

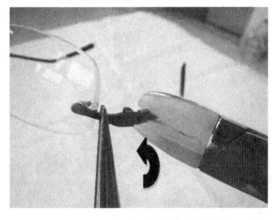

图 2-2-3-17　减小无框眼镜身腿倾斜角

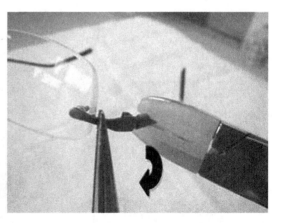

图 2-2-3-18　增大无框眼镜身腿倾斜角

（4）调整无框眼镜外张角

1）左手握圆嘴钳在桩头处作辅助钳,固定不动,减少钻孔处受力,防止镜片破裂及保护桩头焊接处的牢固。

2）右手握平圆钳作为主钳,钳的位置如图 2-2-3-19 所示,向里扭腕减小外张角（图 2-2-3-19）；向外扭腕增大外张角（图 2-2-3-20）。

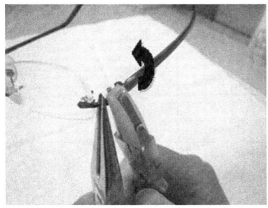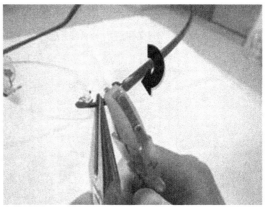

图 2-2-3-19　无框眼镜减小外张角　　　　图 2-2-3-20　无框眼镜增大外张角

五、练习与评价

1. 按照实施步骤进行练习,将结果填入表 2-2-3-1。

表 2-2-3-1　金属架眼镜整形方法和流程训练记录表

眼镜编号	眼镜款式	项目	内容	备注
	金属全框眼镜	镜面角		
		鼻托		
		外张角		
	金属半框眼镜	镜面角		
		鼻托		
		外张角		
	金属无框眼镜	镜面角		
		鼻托		
		镜腿		
		鼻梁		
		身腿倾斜角		
		外张角		

加工师：　　　　　　　　　　日期：

2. 完成任务后,根据实训情况进行考核评价,完成表2-2-3-2。

表2-2-3-2　金属架眼镜整形方法和流程训练评价表

考评项目	考评标准	个人自评	小组互评	教师评分
职业素养(20分)	1. 不迟到、不早退,按时出勤。(5分)			
	2. 佩证上岗、仪容仪表规范。(5分)			
	3. 文明用语、语言规范。(5分)			
	4. 环境干净、整洁,符合职业标准。(5分)			
关键能力(60分)	1. 全面做好实训的准备工作。(10分)			
	2. 认真进行实训。(10分)			
	3. 仔细记录结果。(10分)			
	4. 积极解决实训中遇到的问题。(10分)			
	5. 能和组员配合,共同完成互评工作。(10分)			
	6. 展现一定的组织协调能力。(10分)			
知识技能(20分)	1. 认真进行知识准备。(5分)			
	2. 能够运用正确的方法进行实训。(5分)			
	3. 具备归纳总结的能力。(5分)			
	4. 具备一定的语言表达能力。(5分)			
总评(100分)				
实训心得				

加工师:　　　日期:　　　互评人:　　　日期:

六、常见问题

1. 调整金属全框眼镜架外张角时,要注意两把整形钳的联合使用。

2. 平口钳用来增大金属镜架的镜面角,鼻梁钳用来减小金属镜架的镜面角。

3. 金属无框眼镜架是完全靠螺丝将镜片与鼻梁及镜腿连接起来,必要时需要将镜片拆卸下来再进行整形。

七、注意事项

1. 在整形时要小心,防止划伤眼镜。

2. 整形时,还要考虑镜片的厚薄、度数的深浅。

3. 镜面扭曲时,先拧开螺丝,取下镜片,调整镜圈形状使之左右对称,然后装好镜片,再调整镜面。

4. 调整身腿倾斜角时,如调整幅度大宜使用调整钳,如幅度小可用手弯曲。

5. 调整时,尽可能一步到位,不宜反复,以免损坏镜架。

练习题(单选题)

1. 以下不是眼镜架的款式的是(   )。
   A. 全框   B. 半框   C. 无框   D. 板材

2. 用于调整镜腿的角度的整形钳是(   )。
   A. 镜腿钳   B. 平圆钳   C. 托叶钳   D. 圆嘴钳

3. 用于调整托叶的位置和角度的整形钳是(   )。
   A. 框缘调整钳   B. 平圆钳   C. 托叶钳   D. 圆嘴钳

4. 用于镜圈弯弧调整和镜圈几何形状调整的整形钳是(   )。
   A. 框缘调整钳   B. 平圆钳   C. 托叶钳   D. 圆嘴钳

5. 用于调整镜腿张角的整形钳是(   )。
   A. 框缘调整钳   B. 平圆钳   C. 托叶钳   D. 圆嘴钳

6. 用于调整鼻托支架的整形钳是(   )。
   A. 框缘调整钳   B. 平圆钳   C. 托叶钳   D. 圆嘴钳

7. 左右镜腿的外张角在(   )范围之内。
   A. 70°~80°   B. 80°~90°   C. 80°~95°   D. 80°~100°

8. 镜面角度应控制在(   )范围之内。
   A. 160°~170°   B. 170°~180°   C. 180°~190°   D. 160°~180°

9. 身腿倾斜角应控制在(   )范围之内。
   A. 6°~8°   B. 6°~10°   C. 8°~15°   D. 10°~15°

10. 当金属镜架镜面角小于170°时,用(   )来调整镜面角。
    A. 圆嘴钳   B. 鼻梁钳   C. 平口钳   D. 平圆钳

11. 当金属镜架镜面角大于180°时,用(   )来调整镜面角。
    A. 圆嘴钳   B. 鼻梁钳   C. 平口钳   D. 平圆钳

12. 利用(   )做主钳,圆嘴钳做辅钳联合使用调整外张角。
    A. 圆嘴钳   B. 鼻梁钳   C. 平口钳   D. 平圆钳

13. 向眼镜架(   )扭腕减小外张角。
    A. 向上   B. 向下   C. 向内   D. 向外

14. 调整无框眼镜身腿倾斜角时,圆嘴钳做辅助钳,(   )做主钳。
    A. 镜腿钳   B. 鼻梁钳   C. 平口钳   D. 平圆钳

15. 下面说法错误的是(   )。
    A. 配装眼镜镜面角应为170°~180°
    B. 当金属镜架镜面角小于170°时,用平口钳来调整镜面角
    C. 当金属镜架镜面角大于180°时,用平口钳来调整镜面角
    D. 调整金属镜架时,镜面角小于170°,平口钳在架梁上向镜面外用力扩大镜面角

第三篇　眼　镜　校　配

眼镜校配是指将合格眼镜根据配镜者的头型、脸形特征及配戴后的视觉和心理反应等因素,加以适当的调整,使之达到舒适眼镜要求的操作过程。眼镜校配流程为:先调整镜腿,再调整鼻托,最后调整脚套。

情境一　镜　腿　校　配

顾客试戴眼镜时出现眼镜容易滑落、左右镜眼距不一致、左右镜圈高低不一致等现象,要求店员通过校配解决上述问题,达到舒适的配戴要求。

任务一　与外张角相关的校配

一、学习目标

1. 辨别外张角的配适情况。
2. 解决外张角产生的配适问题。
3. 解决左右镜眼距不一致的问题。

二、任务描述

根据顾客戴镜后的不良配适现象,分析与外张角相关的原因,并通过校配解决问题。

三、知识准备

（一）相关术语和定义

镜眼距指镜片后顶点至角膜前顶点之间的距离。镜眼距一般为 12mm（图 3-1-1-1）。

（二）外张角产生的配适问题

1. 外张角太大将导致顾客戴镜后眼镜重心前移,进而引起眼镜滑落,如图 3-1-1-2 所示。

2. 外张角太小将导致顾客戴镜后头部两侧肌肉受到镜腿"夹持",出现压迫感、镜腿上抬、镜圈"悬空"等现象（图 3-1-1-3）。

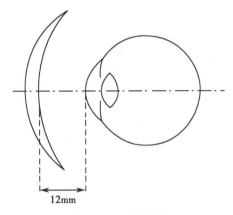

图 3-1-1-1 镜眼距

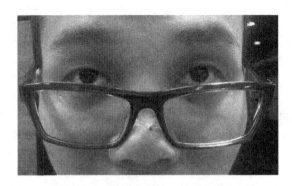

图 3-1-1-2 外张角太大——眼镜滑落

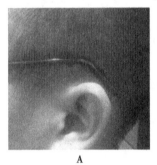

A

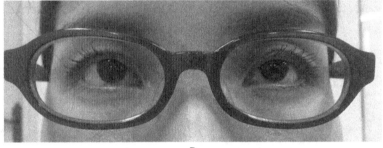

B

图 3-1-1-3 外张角太小
A. 镜腿上抬 B. 镜片"悬空"

（三）左右镜眼距不一致的原因及后果

1. 原因 虽然眼镜外张角对称，但由于顾客头部两侧肌肉不对称，导致较紧一侧将镜片向前推，从而产生左右镜眼距不一致的现象。

2. 后果

（1）改变鼻托和镜腿的前后位置，导致鼻托和镜腿与顾客头部之间的配适也发生了变化。镜眼距较大的一侧，鼻托和镜腿也会随着镜片的前移而前移，引起不适反应。

（2）改变有效镜度，导致矫正状态的改变，引起不适反应，尤其是高度屈光不正顾客。镜眼距与有效镜度、矫正状态的关系如图 3-1-1-4 所示。

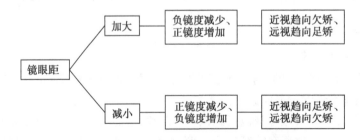

图 3-1-1-4 镜眼距与有效镜度、矫正状态的关系

（3）改变镜片放大率,导致物像真实度的改变,引起不适反应。尤其是高度屈光不正顾客。镜眼距与放大率、物像真实度的关系如图 3-1-1-5 所示。

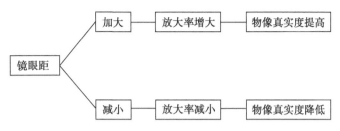

图 3-1-1-5　镜眼距与放大率、物像真实度的关系

四、实施步骤

（一）实训准备

配装眼镜、平圆钳。

（二）实训步骤

1. 检查镜腿侧弯是否与顾客脸形相匹配（图 3-1-1-6）。

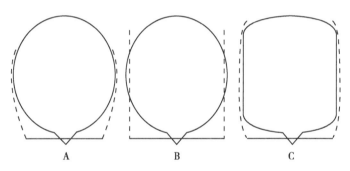

图 3-1-1-6　镜腿侧弯配适
A. 理想的镜腿侧弯　B. 镜腿侧弯太小　C. 镜腿侧弯太大

2. 检查左右外张角是否合适,并根据不同的材料进行校配。

3. 检查是否存在左右镜眼距不一致的现象（图 3-1-1-7）。按照镜眼距较大的一侧加大外张角,较小的一侧减小外张角的原则进行校配。

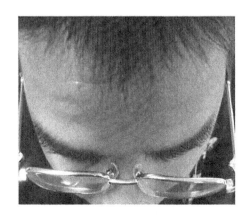

图 3-1-1-7　左右镜眼距不一致

五、练习与评价

1. 按照实训步骤进行练习,完成与外张角相关的校配,将结果填入表 3-1-1-1。

表 3-1-1-1　与外张角相关的校配训练记录表

单据编号	项目	现象	校配方法	备注
	镜腿侧弯			
	外张角			
	镜眼距			

店员:　　　　　　　日期:

2. 完成练习任务后,根据训练情况进行考核评价,完成表 3-1-1-2。

表 3-1-1-2　与外张角相关的校配训练评价表

考评项目	考评标准	个人自评	小组互评	教师评分
职业素养(20 分)	1. 不迟到、不早退,按时出勤。(5 分)			
	2. 佩证上岗、仪容仪表规范。(5 分)			
	3. 文明用语、语言规范。(5 分)			
	4. 环境干净、整洁,符合职业标准。(5 分)			
关键能力(60 分)	1. 全面做好实训的准备工作。(10 分)			
	2. 认真进行实训。(10 分)			
	3. 仔细记录结果。(10 分)			
	4. 积极解决实训中遇到的问题。(10 分)			
	5. 能和组员配合,共同完成互评工作。(10 分)			
	6. 展现一定的组织协调能力。(10 分)			
知识技能(20 分)	1. 认真进行知识准备。(5 分)			
	2. 能够运用正确的方法进行实训。(5 分)			
	3. 具备归纳总结的能力。(5 分)			
	4. 具备一定的语言表达能力。(5 分)			
总评(100 分)				
实训心得				

店员:　　　　　　　互评人:　　　　　　　日期:

六、常见问题

眼镜调整要先整形后校配,所以眼镜完成校配后,外张角可能不对称。

七、注意事项

少数顾客会存在头部左右两侧肌肉不对称的情况,需要把两条镜腿的侧弯调为不一致的。

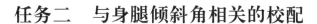

任务二　与身腿倾斜角相关的校配

一、学习目标

1. 辨别身腿倾斜角的配适情况。
2. 解决身腿倾斜角产生的配适问题。
3. 解决左右镜圈高度不一致的问题。

二、任务描述

根据顾客戴镜后的不良配适现象,分析与身腿倾斜角相关的原因,并通过校配解决问题。

三、知识准备

（一）相关术语和定义

前倾角(倾斜角)指镜片平面与大地垂直线所构成的角度。前倾角一般为 8°～15°(图 3-1-2-1)。

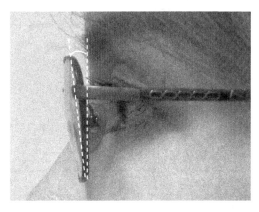

图 3-1-2-1　前倾角

（二）身腿倾斜角产生的配适问题

改变前倾角,导致斜散像差量的改变,引起视物变形、头晕等不适反应。身腿倾斜角与前倾角、斜散像差量的关系如图 3-1-2-2 所示。

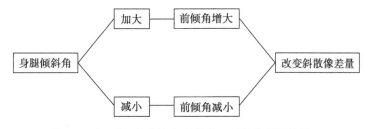

图 3-1-2-2　身腿倾斜角与前倾角、斜散像差量的关系

133

（三）左右镜圈高度不一致的原因及后果

1. **原因** 虽然眼镜身腿倾斜角对称,但由于顾客耳朵高低不对称,导致左右镜圈高度不一致;两侧镜腿上抬的程度不同也会导致左右镜圈高度不一致。

2. **后果** 改变散光轴位,产生棱镜效应,引起不适反应。

四、实施步骤

（一）实训准备

配装眼镜若干、镜腿钳。

（二）实训步骤

1. 检查前倾角是否合适,并通过调整身腿倾斜角进行校配。

2. 检查是否存在左右镜圈高度不一致现象,并进行校配,如图 3-1-2-3 所示。按照镜圈较高的一侧减小身腿倾斜角外张角、较低的一侧加大身腿倾斜角的原则进行校配。

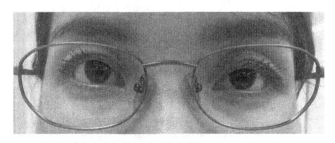

图 3-1-2-3　左右镜圈高度不一致

五、练习与评价

1. 按照实训步骤进行练习,完成与身腿倾斜角相关的校配,将结果填入表 3-1-2-1。

表 3-1-2-1　与身腿倾斜角相关的校配训练记录表

单据编号	项目	现象	校配方法	备注
	镜腿			
	前倾角			
	镜圈高度			

店员:　　　　　　　　　日期:

2. 完成练习任务后,根据训练情况进行考核评价,完成表 3-1-2-2。

表 3-1-2-2　与身腿倾斜角相关的校配训练评价表

考评项目	考评标准	个人自评	小组互评	教师评分
职业素养(20分)	1. 不迟到、不早退,按时出勤。（5分）			
	2. 佩证上岗、仪容仪表规范。（5分）			
	3. 文明用语、语言规范。（5分）			
	4. 环境干净、整洁,符合职业标准。（5分）			

考评项目	考评标准	个人自评	小组互评	教师评分
关键能力(60分)	1. 全面做好实训的准备工作。(10分)			
	2. 认真进行实训。(10分)			
	3. 仔细记录结果。(10分)			
	4. 积极解决实训中遇到的问题。(10分)			
	5. 能和组员配合,共同完成互评工作。(10分)			
	6. 展现一定的组织协调能力。(10分)			
知识技能(20分)	1. 认真进行知识准备。(5分)			
	2. 能够运用正确的方法进行实训。(5分)			
	3. 具备归纳总结的能力。(5分)			
	4. 具备一定的语言表达能力。(5分)			
总评(100分)				
实训心得				

店员：　　　　　　互评人：　　　　　　日期：

六、常见问题

在检查镜圈高度是否一致时,初学者的目测能力往往会有一定的偏差。为了减少误差,可以让顾客看正上方,观察上睑缘与镜圈上缘的距离是否一致,如图3-1-2-4所示。

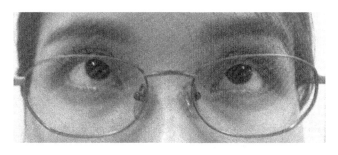

图3-1-2-4　正上方视检查镜圈高度是否一致

七、注意事项

镜腿上抬现象主要是由于外张角、弯点长不合适引起的。因为两侧镜腿上抬的程度不同会导致左右镜圈高度不一致,所以在身腿倾斜角调整前要先检查是否存在两侧镜腿上抬程度不同的现象,并解决该问题。

任务三　与镜腿水平相关的校配

一、学习目标

1. 辨别镜腿水平的配适情况。
2. 解决镜腿水平产生的配适问题。

二、任务描述

根据顾客戴镜后的不良配适现象,分析与镜腿水平相关的原因,并通过校配解决问题。

三、知识准备

1. 镜腿水平调整的实质为镜腿的翻转(图 3-1-3-1)。
2. 对于镜腿较宽(如塑胶款或混合架)的镜架来说,镜腿的翻转会导致镜腿上缘或下缘压迫到顾客的颞侧(图 3-1-3-2)。

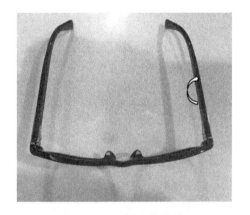

图 3-1-3-1　镜腿的翻转

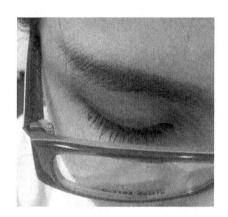

图 3-1-3-2　镜腿的翻转导致下缘
压迫到顾客的颞侧

3. 镜腿水平偏差较大会引起眼镜折叠后高度过大(图 3-1-3-3)。导致眼镜盒容不下眼镜(图 3-1-3-4)。

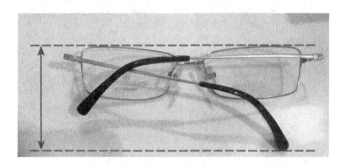

图 3-1-3-3　眼镜折叠后高度过大

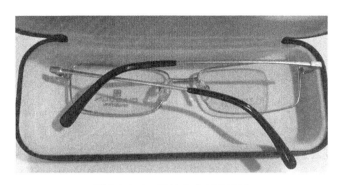

图3-1-3-4　眼镜盒容不下眼镜

四、实施步骤

（一）实训准备

配装眼镜、镜腿钳。

（二）实训步骤

检查是否存在镜腿上翘或下斜的现象,并根据不同材料校配至左右镜腿呈水平状态。

五、练习与评价

1. 按照实训步骤进行练习,完成与镜腿水平相关的校配,将结果填入表3-1-3-1。

表3-1-3-1　与镜腿水平相关的校配训练记录表

单据编号	项目	现象	校配方法	备注
	镜腿水平			

店员:　　　　　　　　　　日期:

2. 完成练习任务后,根据训练情况进行考核评价,完成表3-1-3-2。

表3-1-3-2　与镜腿水平相关的校配训练评价表

考评项目	考评标准	个人自评	小组互评	教师评分
职业素养(20分)	1. 不迟到、不早退,按时出勤。(5分)			
	2. 佩证上岗、仪容仪表规范。(5分)			
	3. 文明用语、语言规范。(5分)			
	4. 环境干净、整洁,符合职业标准。(5分)			
关键能力(60分)	1. 全面做好实训的准备工作。(10分)			
	2. 认真进行实训。(10分)			
	3. 仔细记录结果。(10分)			
	4. 积极解决实训中遇到的问题。(10分)			
	5. 能和组员配合,共同完成互评工作。(10分)			
	6. 展现一定的组织协调能力。(10分)			

考评项目	考评标准	个人自评	小组互评	教师评分
知识技能(20分)	1. 认真进行知识准备。(5分)			
	2. 能够运用正确的方法进行实训。(5分)			
	3. 具备归纳总结的能力。(5分)			
	4. 具备一定的语言表达能力。(5分)			
总评(100分)				
实训心得				

店员： 互评人： 日期：

六、常见问题

眼镜调整要先整形后校配,调整镜腿水平时,要注意力度的掌握,反复调整会损坏眼镜。

七、注意事项

调整镜腿水平一定要用镜腿钳。

 情 境 小 结

外张角、身腿倾斜角、镜腿翻转的角度(镜腿水平)都是与镜腿相关的角度。外张角的不合适会引起镜腿上抬现象,导致前倾角的变化;前倾角的变化会引起镜腿水平的变化。因此,镜腿校配的顺序依次为:外张角、前倾角、镜腿水平。

 练习题(单选题)

1. 外张角过大将会产生的配适问题有( )。
   A. 眼镜滑落　　　　B. 镜腿上抬　　　C. 镜圈悬空　　　D. 以上说法均不正确
2. 外张角过小将会产生的配适问题有( )。
   A. 镜腿"夹持"　　　　　　　　B. 镜腿上抬
   C. 镜圈悬空　　　　　　　　　D. 以上说法均正确
3. 左右镜眼距不一致可导致的配适问题有( )。
   A. 改变鼻托和镜腿的前后位置　　　B. 改变有效镜度
   C. 改变镜片放大率　　　　　　　　D. 以上说法均正确
4. 在与外张角相关的眼镜校配时,步骤应该是( )。
   ①检查镜腿侧弯是否与顾客脸形相匹配　②根据不同的镜架材料进行外张角校配 ③根据镜眼距较大的一侧加大外张角,较小的一侧减小外张角原则进行镜架校配　④检查是否存在左右镜眼距不一致的现象　⑤检查左右外张角是否合适
   A. ①②③④⑤　　B. ①⑤②④③　　C. ①④⑤②③　　D. ①⑤②③④
5. 眼镜调整的顺序是( )。

A. 先校配后整形　　　　　　　　B. 先整形后校配

C. 先后均可　　　　　　　　　　D. 以上说法均不正确

6. 前倾角(倾斜角)大小一般为(　　　)。

　　A. 8°～10°　　　B. 10°～15°　　　C. 8°～15°　　　D. 8°～12°

7. 前倾角改变会引起的配适问题有(　　　)。

　　A. 改变斜散像差　　　　　　　　B. 视物变形

　　C. 头晕　　　　　　　　　　　　D. 以上说法均正确

8. 因左右镜圈高度不一致引起的配适问题有(　　　)。

　　A. 改变散光轴位　　　　　　　　B. 产生棱镜效应

　　C. 引起不适反应　　　　　　　　D. 以上说法均正确

9. 在与前倾角相关的眼镜校配时,步骤应该是(　　　)。

①检查前倾角是否合适　②检查是否存在左右镜圈高度不一致的现象　③按照镜圈较高一侧减小身腿倾斜角,较低一侧加大身腿倾斜角的原则进行校配　④通过调整身腿倾斜角进行校配

　　A. ①②③④　　　　　B. ①④②③　　　　　C. ①④③②　　　　　D. ②③①④

10. 与身腿倾斜角相关的校配包括(　　　)问题。

　　A. 前倾角　　　　　　　　　　　B. 左右镜圈高度

　　C. 外张角　　　　　　　　　　　D. 前倾角、镜圈高度

11. 镜腿水平调整的实质为(　　　)。

　　A. 镜腿的弯直　　　　　　　　　B. 镜腿的翻转

　　C. 镜腿的长度调整　　　　　　　D. 以上说法均不正确

12. 镜腿不平的现象包括(　　　)。

　　A. 镜腿上翘、下斜　　　　　　　B. 镜腿下斜、外弯

　　C. 外斜、内弯　　　　　　　　　D. 下斜、内弯

13. 对于镜腿较宽(如塑胶款或混合架)的镜架来说,镜腿的翻转会导致(　　　)。

　　A. 镜腿上缘压迫到顾客的颞侧　　B. 镜腿下缘压迫到顾客的鼻侧

　　C. 舒适　　　　　　　　　　　　D. 看不清

14. 镜腿水平偏差较大会引起(　　　)。

　　A. 眼镜折叠后高度过大　　　　　B. 镜腿扭曲

　　C. 眼镜折叠后高度过小　　　　　D. 以上说法均不正确

15. 在进行与镜腿水平相关的校配时的步骤应为(　　　)。

①检查是否存在镜腿上翘的现象　②根据不同材料校配　③检查是否存在镜腿下斜的现象　④校配至左右镜腿呈水平状态

　　A. ①③②④　　　　　B. ②④③①　　　　　C. ①④③②　　　　　D. ③①④②

情境二　鼻托校配

　　程先生来店取镜,新眼镜配镜处方与旧镜完全一致,同为右眼$-3.00DS$,左眼$-5.50DS$,PD 为 66mm。程先生戴新镜后,镜腿的角度都是合适的,但主诉看远处不如旧的眼镜清晰,看近处不舒服,有点晕,鼻子有压痛感。请您通过校配为顾客解决上述问题,以达到戴镜舒适的要求。

任务一　与鼻托间距相关的校配

一、学习目标

1. 辨别鼻托间距的配适情况。
2. 解决鼻托间距产生的配适问题。

二、任务描述

根据顾客戴镜后的不良配适现象,分析与鼻托间距相关的原因,并通过校配解决问题。

三、知识准备

(一)相关术语和定义
瞳高指瞳孔中心至镜圈下方最底部内缘的距离,如图 3-2-1-1 所示。

(二)鼻托间距产生的配适问题
　　1. 鼻托间距太小,会导致两个鼻托"夹住"顾客的鼻梁,如图 3-2-1-2 所示;鼻托间距太大,会导致两个鼻托压迫顾客的内眦边缘,如图 3-2-1-3 所示。对于顾客来说,以上情况是不舒适的。

　　2. 鼻托间距可以改变镜眼距和瞳高,三者关系如图 3-2-1-4 所示。镜眼距改变会导致有效镜度和视野的改变;瞳高改变会导致上下方视野比例的改变、屈光参差患者差异棱镜度的改变。较大的差异棱镜度会引起视疲劳、复视等不适反应。

　　(1)镜眼距的标准通常为 12mm,但也要考虑

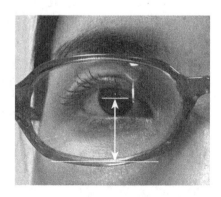

图 3-2-1-1　瞳高

140

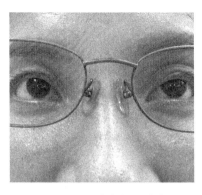

图3-2-1-2　鼻托间距太小

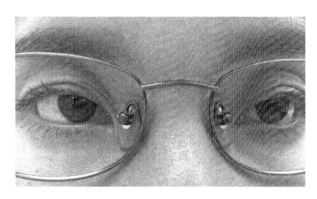

图3-2-1-3　鼻托间距太大

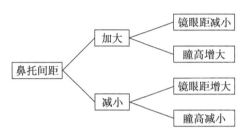

图3-2-1-4　鼻托间距与镜眼距、瞳高的关系

顾客的个体差异,对于睫毛较长的顾客来说,绝不能让镜片触及睫毛。

（2）理想的瞳高约为镜圈高度的三分之二,这个比例符合美学和人眼视野分布的特征;瞳高太大会导致顾客的上方视野太小;瞳高太小会导致顾客的下方视野太小,如图3-2-1-5 所示。

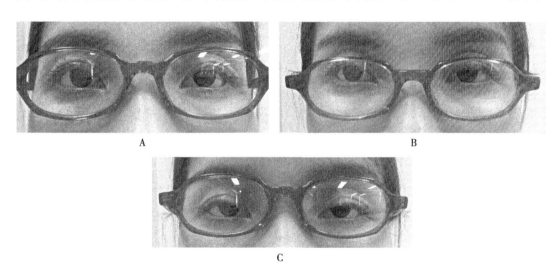

图3-2-1-5　瞳高配适
A. 理想的瞳高;B. 瞳高太大;C. 瞳高太小

四、实施步骤

（一）实训准备

配装眼镜、圆嘴钳、鼻托钳。

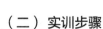
（二）实训步骤

1. 检查是否存在鼻托间距太窄和太宽的现象,并进行校配。

2. 检查镜眼距和瞳高是否合适,并通过校配解决。

五、练习与评价

1. 按照实训步骤进行练习,完成与鼻托间距相关的校配,将结果填入表3-2-1-1。

表3-2-1-1　与鼻托间距相关的校配训练记录表

单据编号	项目	现象	校配方法	备注
	鼻托间距			
	镜眼距			
	瞳高			

店员:　　　　　　　　　　　　日期:

2. 完成练习任务后,根据训练情况进行考核评价,完成表3-2-1-2。

表3-2-1-2　与鼻托间距相关的校配训练评价表

考评项目	考评标准	个人自评	小组互评	教师评分
职业素养(20分)	1. 不迟到、不早退,按时出勤。(5分)			
	2. 佩证上岗、仪容仪表规范。(5分)			
	3. 文明用语、语言规范。(5分)			
	4. 环境干净、整洁,符合职业标准。(5分)			
关键能力(60分)	1. 全面做好实训的准备工作。(10分)			
	2. 认真进行实训。(10分)			
	3. 仔细记录结果。(10分)			
	4. 积极解决实训中遇到的问题。(10分)			
	5. 能和组员配合,共同完成互评工作。(10分)			
	6. 展现一定的组织协调能力。(10分)			
知识技能(20分)	1. 认真进行知识准备。(5分)			
	2. 能够运用正确的方法进行实训。(5分)			
	3. 具备归纳总结的能力。(5分)			
	4. 具备一定的语言表达能力。(5分)			
总评(100分)				
实训心得				

店员:　　　　　　　　　互评人:　　　　　　　　　日期:

六、常见问题

加热前应充分了解塑料镜架的材料和特性,以免把镜架烤焦或变形。

七、注意事项

调整时一定要保护好焊接点,防止脱焊和断裂。

任务二 与鼻托高度相关的校配

一、学习目标

1. 辨别鼻托高度的配适情况。
2. 解决鼻托高度产生的配适问题。

二、任务描述

根据顾客戴镜后的不良配适现象,分析与鼻托高度相关的原因,并通过校配解决问题。

三、知识准备

(一)相关术语和定义

鼻托高度指鼻托顶部至镜圈下方最底部的距离(图 3-2-2-1)。

(二)鼻托高度产生的配适问题

鼻托高度会改变镜眼距和瞳高,三者的关系如图 3-2-2-2 所示。

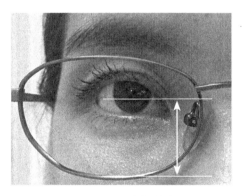

图 3-2-2-1 鼻托高度

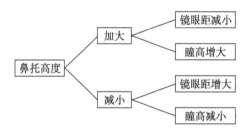

图 3-2-2-2 鼻托高度与镜眼距、瞳高的关系

四、实施步骤

(一)实训准备

配装眼镜、圆嘴钳、鼻托钳。

(二)实训步骤

检查镜眼距和瞳高是否合适,并通过校配鼻托高度解决。

五、练习与评价

1. 按照实训步骤进行练习,完成与鼻托高度相关的校配,将结果填入表 3-2-2-1。

表3-2-2-1　与鼻托高度相关的校配训练记录表

单据编号	项目	现象	校配方法	备注
	镜眼距			
	瞳高			

店员：　　　　　　　　　日期：

2. 完成练习任务后,根据训练情况进行考核评价,完成表3-2-2-2。

表3-2-2-2　与鼻托高度相关的校配训练评价表

考评项目	考评标准	个人自评	小组互评	教师评分
职业素养(20分)	1. 不迟到、不早退,按时出勤。(5分)			
	2. 佩证上岗、仪容仪表规范。(5分)			
	3. 文明用语、语言规范。(5分)			
	4. 环境干净、整洁,符合职业标准。(5分)			
关键能力(60分)	1. 全面做好实训的准备工作。(10分)			
	2. 认真进行实训。(10分)			
	3. 仔细记录结果。(10分)			
	4. 积极解决实训中遇到的问题。(10分)			
	5. 能和组员配合,共同完成互评工作。(10分)			
	6. 展现一定的组织协调能力。(10分)			
知识技能(20分)	1. 认真进行知识准备。(5分)			
	2. 能够运用正确的方法进行实训。(5分)			
	3. 具备归纳总结的能力。(5分)			
	4. 具备一定的语言表达能力。(5分)			
总评(100分)				
实训心得				

店员：　　　　　　　互评人：　　　　　　　　　日期：

六、常见问题

要注意调整力度的掌握,反复调整会损坏眼镜鼻托。

七、注意事项

1. 调整时一定要保护好焊接点,防止脱焊和断裂。
2. 若是装有活动鼻托的塑料镜架,则与金属镜架的鼻托调整方式相同。

任务三　与鼻托角度相关的校配

一、学习目标

1. 辨别鼻托角度的配适情况。
2. 解决鼻托角度产生的配适问题。

二、任务描述

根据顾客戴镜后的不良配适现象,分析与鼻托角度相关的原因,并通过校配解决问题。

三、知识准备

（一）相关术语和定义

1. 鼻托前角　正视时,鼻托长轴与铅垂线构成的夹角。鼻托前角一般为20°～35°(图3-2-3-1)。

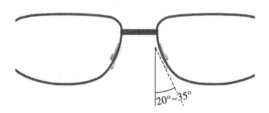

图3-2-3-1　鼻托前角

2. 鼻托斜角　俯视时,鼻托平面与镜圈平面法线之间的夹角,鼻托斜角也叫水平角。一般为25°～35°(图3-2-3-2)。

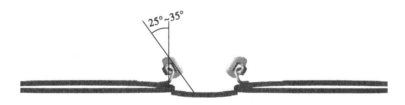

图3-2-3-2　鼻托斜角

3. 鼻托顶角　侧视时,鼻托长轴与镜圈背面之间的夹角。鼻托顶角一般为10°～15°(图3-2-3-3)。

（二）理想的配适为鼻托的整个面与顾客的鼻子接触（图3-2-3-4）

（三）鼻托角度产生的配适问题

1. 鼻托顶角太大会导致鼻托下端与鼻子不接触,仅上端与鼻子接触的现象;顶角太小会导致鼻托上端与鼻子不接触,仅下端与鼻子接触的现象。这些现象会导致顾客鼻子上存在局部的压迫感甚至疼痛感。鼻托顶角配适如图3-2-3-5所示。

2. 鼻托前角太大会导致鼻托下端与鼻子不接触,仅上端与鼻子接触的现象;前角太小

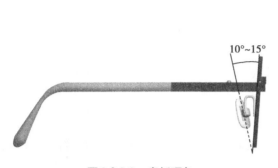

10°~15°

图 3-2-3-3　鼻托顶角

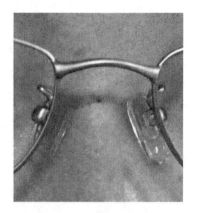

图 3-2-3-4　理想的鼻托配适

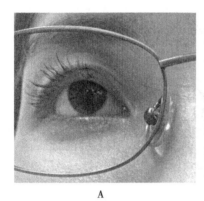

A

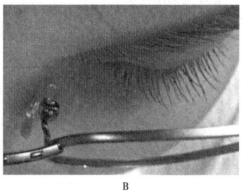

B

图 3-2-3-5　顶角配适问题
A. 顶角太大；B. 顶角太小

会导致鼻托上端与鼻子不接触,仅下端与鼻子接触的现象。这些现象会导致顾客鼻子上存在局部的压迫感甚至疼痛感。鼻托前角配适如图 3-2-3-6 所示。

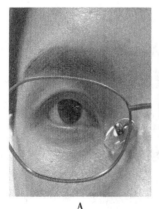

A

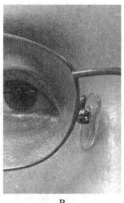

B

图 3-2-3-6　鼻托前角配适
A. 前角太大；B. 前角太小

3. 鼻托斜角太大会导致鼻托内侧与鼻子不接触,仅外侧与鼻子接触的现象;斜角太小会导致鼻托外侧与鼻子不接触,仅内侧与鼻子接触的现象。这些现象会导致顾客鼻子上存在局部的压迫感甚至疼痛感。鼻托斜角配适如图 3-2-3-7 所示。

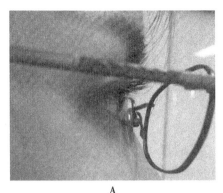
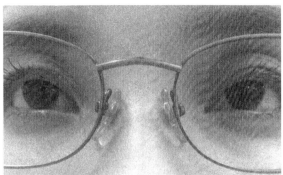

A　　　　　　　　　　　　　　　　B

图 3-2-3-7　鼻托斜角配适
A. 斜角太大;B. 斜角太小

四、实施步骤

(一)实训准备
配装眼镜、鼻托钳。

(二)实训步骤
检查鼻托的各个角度与顾客鼻子的配适情况,并通过校配解决。

五、练习与评价

1. 按照实训步骤进行练习,完成与鼻托角度相关的校配,将结果填入表 3-2-3-1。

表 3-2-3-1　与鼻托角度相关的校配训练记录表

单据编号	项目	现象	校配方法	备注
	前角			
	顶角			
	斜角			

店员:　　　　　　　　　日期:

2. 完成练习任务后,根据训练情况进行考核评价,完成表 3-2-3-2。

表3-2-3-2　与鼻托角度相关的校配训练评价表

考评项目	考评标准	个人自评	小组互评	教师评分
职业素养（20分）	1. 不迟到、不早退，按时出勤。（5分）			
	2. 佩证上岗、仪容仪表规范。（5分）			
	3. 文明用语、语言规范。（5分）			
	4. 环境干净、整洁，符合职业标准。（5分）			
关键能力（60分）	1. 全面做好实训的准备工作。（10分）			
	2. 认真进行实训。（10分）			
	3. 仔细记录结果。（10分）			
	4. 积极解决实训中遇到的问题。（10分）			
	5. 能和组员配合，共同完成互评工作。（10分）			
	6. 展现一定的组织协调能力。（10分）			
知识技能（20分）	1. 认真进行知识准备。（5分）			
	2. 能够运用正确的方法进行实训。（5分）			
	3. 具备归纳总结的能力。（5分）			
	4. 具备一定的语言表达能力。（5分）			
总评（100分）				
实训心得				

店员：　　　　　　　　互评人：　　　　　　　　日期：

六、常见问题

调整鼻托角度时，前角、顶角、斜角的位置要区分清楚，防止反复调整。

七、注意事项

调整鼻托角度一定要用鼻托钳。

 情 境 小 结

鼻托的校配包含鼻托间距、鼻托高度、鼻托前角、鼻托顶角、鼻托斜角的校配。鼻托间距和鼻托高度的变化会引起镜眼距和瞳高的变化。由于鼻托间距的调整还受到鼻子宽度的影响，校配鼻托高度来改变镜眼距和瞳高；但有部分镜架的鼻托高度是不可调整的，这部分镜架只能校配鼻托间距来改变镜眼距和瞳高。鼻托校配的顺序依次为：校配鼻托间距，校配鼻托高度，校配鼻托的前角、顶角、斜角。

另外，鼻托配适可能会出现特殊的情况：当鼻托高度、鼻托间距及鼻托的各个角度都是对称的时候，部分顾客鼻子两侧的压力还是不均衡，说明顾客存在先天性或外伤引起的鼻子两侧形状不对称的情况。对于这部分顾客，需要把压力较大的一侧加大鼻托高度或将压力较小的一侧减小鼻托高度，切忌把鼻托间距调整成不对称，这样会引起眼镜偏移现象。

练习题（单选题）

1. 鼻托间距产生的配适问题有( )。
   A. 夹顾客鼻梁　　　　　　　　B. 压迫顾客内眦边缘
   C. 夹顾客鼻梁或压迫顾客内眦边缘　D. 以上说法均不正确

2. 鼻托间距改变会导致( )改变。
   A. 镜眼距　　　　　　　　　　B. 瞳高
   C. 镜眼距和瞳高　　　　　　　D. 瞳距

3. 瞳高改变会导致( )改变。
   A. 上下方视野比例　　　　　　B. 差异棱镜度
   C. 上下方视野比例或差异棱镜度　D. 以上说法均不正确

4. 理想的瞳高约为镜圈高度的( )。
   A. 1/3　　　B. 2/3　　　C. 1/4　　　D. 1/2

5. 鼻托间距校配所需的工具有( )。
   A. 尖嘴钳　　　　　　　　　　B. 圆嘴钳
   C. 鼻托钳　　　　　　　　　　D. 圆嘴钳或鼻托钳

6. 鼻托高度改变会改变( )。
   A. 镜眼距　　　　　　　　　　B. 瞳高
   C. 镜眼距和瞳高　　　　　　　D. 以上说法均不正确

7. 鼻托高度增大会导致( )。
   A. 镜眼距减小　　　　　　　　B. 瞳高减小
   C. 镜眼距增大　　　　　　　　D. 瞳高不变

8. 鼻托高度减小会导致( )。
   A. 镜眼距减小　　　　　　　　B. 瞳高减小
   C. 镜眼距不变　　　　　　　　D. 瞳高不变

9. 正视时,托长轴与铅垂线构成的夹角指的是( )。
   A. 鼻托斜角　　　　　　　　　B. 鼻托前角
   C. 鼻托顶角　　　　　　　　　D. 以上说法均不正确

10. 俯视时,鼻托平面与镜圈平面法线之间的夹角指的是( )。
    A. 鼻托斜角　　　　　　　　　B. 鼻托前角
    C. 鼻托顶角　　　　　　　　　D. 以上说法均不正确

11. 侧视时,鼻托长轴与镜圈背面之间的夹角指的是( )。
    A. 鼻托斜角　　　　　　　　　B. 鼻托前角
    C. 鼻托顶角　　　　　　　　　D. 以上说法均不正确

12. 鼻托前角的范围一般为( )。
    A. 20°～25°　　B. 20°～30°　　C. 15°～35°　　D. 20°～35°

13. ( )也叫水平角。
    A. 鼻托斜角　　　　　　　　　B. 鼻托前角
    C. 鼻托顶角　　　　　　　　　D. 以上说法均不正确

14. 鼻托顶角不合适会产生的配适问题有( )。

A. 鼻托顶角太大会导致鼻托下端与鼻子不接触,仅上端与鼻子接触的现象

B. 顶角太小会导致鼻托上端与鼻子不接触,仅下端与鼻子接触的现象

C. 会导致顾客鼻子上存在局部的压迫感甚至疼痛感

D. 以上说法均正确

15. 鼻托前角不合适会产生的配适问题有(　　　)。

A. 鼻托前角太大会导致鼻托下端与鼻子不接触,仅上端与鼻子接触的现象

B. 前角太小会导致鼻托上端与鼻子不接触,仅下端与鼻子接触的现象

C. 会导致顾客鼻子上存在局部的压迫感甚至疼痛感

D. 以上说法均正确

情境三　脚套部分校配

情境描述

　　顾客来店取镜,试戴时镜腿和鼻托配适良好,但是觉得鼻子被鼻托压得很紧,耳上点处被脚套卡得很紧,耳朵内侧的乳突骨部位被脚套压得很紧。要求店员通过校配解决上述问题,达到舒适的配戴要求。

任务一　与弯点长相关的校配

一、学习目标

1. 辨别弯点长的配适情况。
2. 解决弯点长产生的配适问题。

二、任务描述

　　根据顾客戴镜后的不良配适现象,分析与弯点长相关的原因,并通过校配解决问题。

三、知识准备

　　弯点长产生的配适问题包括:弯点长太大会导致眼镜容易滑落;弯点长太小会导致镜腿上抬、脚套压迫耳朵与头部的连接部位。理想的弯点位置为弯点要与耳上点重合。弯点长配适如图3-3-1-1所示。

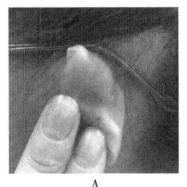
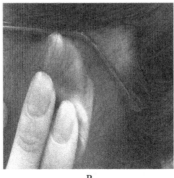
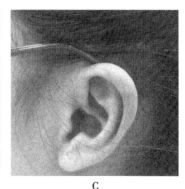

A　　　　　　　　　　　B　　　　　　　　　　　C

图3-3-1-1　弯点长配适
A. 理想的弯点长;B. 弯点长太大;C. 弯点长太小

四、实施步骤

（一）实训准备

配装眼镜、烘热器。

（二）实训步骤

检查弯点长是否合适，并进行校配。

五、练习与评价

1. 按照实训步骤进行练习，完成与弯点长相关的校配，将结果填入表3-3-1-1。

表3-3-1-1 与弯点长相关的校配训练记录表

单据编号	项目	现象	校配方法	备注
	弯点长			

店员： 日期：

2. 完成练习任务后，根据训练情况进行考核评价，完成表3-3-1-2。

表3-3-1-2 与弯点长相关的校配训练评价表

考评项目	考评标准	个人自评	小组互评	教师评分
职业素养（20分）	1. 不迟到、不早退，按时出勤。（5分）			
	2. 佩证上岗、仪容仪表规范。（5分）			
	3. 文明用语、语言规范。（5分）			
	4. 环境干净、整洁，符合职业标准。（5分）			
关键能力（60分）	1. 全面做好实训的准备工作。（10分）			
	2. 认真进行实训。（10分）			
	3. 仔细记录结果。（10分）			
	4. 积极解决实训中遇到的问题。（10分）			
	5. 能和组员配合，共同完成互评工作。（10分）			
	6. 展现一定的组织协调能力。（10分）			
知识技能（20分）	1. 认真进行知识准备。（5分）			
	2. 能够运用正确的方法进行实训。（5分）			
	3. 具备归纳总结的能力。（5分）			
	4. 具备一定的语言表达能力。（5分）			
总评（100分）				
实训心得				

店员： 互评人： 日期：

六、常见问题

加热前应充分了解塑料镜架的材料和特性,适当加热镜腿塑料部分。

七、注意事项

要正确判断耳上点的位置。

任务二 与垂俯角相关的校配

一、学习目标

1. 辨别垂俯角的配适情况。
2. 解决垂俯角产生的配适问题。

二、任务描述

根据顾客戴镜后的不良配适现象,分析与垂俯角相关的原因,并通过校配解决问题。

三、知识准备

垂俯角产生的配适问题包括:垂俯角太小会导致眼镜容易滑落;太大会导致顾客的耳朵与头部的连接部位被脚套"卡住"、鼻子被鼻托贴得很紧。垂俯角的配适如图 3-3-2-1 所示。

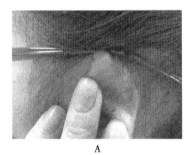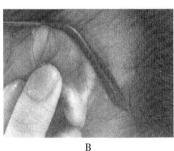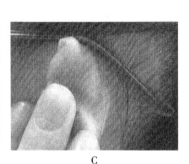

A   B   C

图 3-3-2-1 　垂俯角配适
A. 垂俯角太小;B. 垂俯角太大;C. 理想的垂俯角

四、实施步骤

(一)实训准备

配装眼镜、烘热器。

(二)实训步骤

检查垂俯角是否合适,并进行校配。

五、练习与评价

1. 按照实训步骤进行练习,完成与垂俯角相关的校配,将结果填入表 3-3-2-1。

表3-3-2-1　与垂俯角相关的校配训练记录表

单据编号	项目	现象	校配方法	备注
	垂俯角			

店员：　　　　　　　　日期：

2. 完成练习任务后，根据训练情况进行考核评价，完成表3-3-2-2。

表3-3-2-2　与垂俯角相关的校配训练评价表

考评项目	考评标准	个人自评	小组互评	教师评分
职业素养(20分)	1. 不迟到、不早退，按时出勤。(5分)			
	2. 佩证上岗、仪容仪表规范。(5分)			
	3. 文明用语、语言规范。(5分)			
	4. 环境干净、整洁，符合职业标准。(5分)			
关键能力(60分)	1. 全面做好实训的准备工作。(10分)			
	2. 认真进行实训。(10分)			
	3. 仔细记录结果。(10分)			
	4. 积极解决实训中遇到的问题。(10分)			
	5. 能和组员配合，共同完成互评工作。(10分)			
	6. 展现一定的组织协调能力。(10分)			
知识技能(20分)	1. 认真进行知识准备。(5分)			
	2. 能够运用正确的方法进行实训。(5分)			
	3. 具备归纳总结的能力。(5分)			
	4. 具备一定的语言表达能力。(5分)			
总评(100分)				
实训心得				

店员：　　　　　　互评人：　　　　　　　日期：

六、常见问题

加热前应充分了解塑料镜架的材料和特性，适当加热镜腿塑料部分。

七、注意事项

要正确判断垂俯角的大小。

任务三　与垂内角相关的校配

一、学习目标

1. 辨别垂内角的配适情况。

2. 解决垂内角产生的配适问题。

二、任务描述

根据顾客戴镜后的不良配适现象,分析与垂内角相关的原因,并通过校配解决问题。

三、知识准备

垂内角产生的配适问题包含:垂内角太小会导致眼镜容易滑落;太大会导致脚套压迫顾客的耳朵内侧的乳突骨、镜腿上抬。垂内角的配适如图 3-3-3-1 所示。

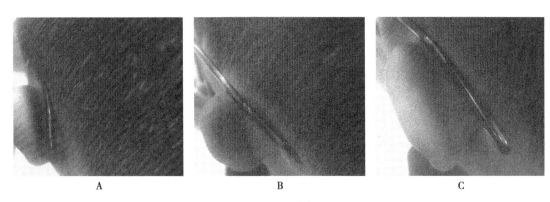

A   B   C

图 3-3-3-1 垂内角配适
A. 垂内角太小;B. 垂内角太大;C. 理想的垂内角

四、实施步骤

(一)实训准备

配装眼镜、烘热器。

(二)实训步骤

检查垂内角是否合适,并进行校配。

五、练习与评价

1. 按照实训步骤进行练习,完成与垂内角相关的校配,将结果填入表 3-3-3-1。

表 3-3-3-1 与垂内角相关的校配训练记录表

单据编号	项目	现象	校配方法	备注
	垂内角			

店员: 日期:

2. 完成练习任务后,根据训练情况进行考核评价,完成表 3-3-3-2。

表3-3-3-2　与垂内角相关的校配训练评价表

考评项目	考评标准	个人自评	小组互评	教师评分
职业素养（20分）	1. 不迟到、不早退，按时出勤。（5分）			
	2. 佩证上岗、仪容仪表规范。（5分）			
	3. 文明用语、语言规范。（5分）			
	4. 环境干净、整洁，符合职业标准。（5分）			
关键能力（60分）	1. 全面做好实训的准备工作。（10分）			
	2. 认真进行实训。（10分）			
	3. 仔细记录结果。（10分）			
	4. 积极解决实训中遇到的问题。（10分）			
	5. 能和组员配合，共同完成互评工作。（10分）			
	6. 展现一定的组织协调能力。（10分）			
知识技能（20分）	1. 认真进行知识准备。（5分）			
	2. 能够运用正确的方法进行实训。（5分）			
	3. 具备归纳总结的能力。（5分）			
	4. 具备一定的语言表达能力。（5分）			
总评（100分）				
实训心得				

店员：　　　　　　　　互评人：　　　　　　　　日期：

六、常见问题

加热前应充分了解塑料镜架的材料和特性，适当加热镜腿塑料部分。

七、注意事项

要正确判断垂内角的大小。

任务四　与脚套弯曲度相关的校配

一、学习目标

1. 辨别脚套弯曲度的配适情况。
2. 解决脚套弯曲度产生的配适问题。

二、任务描述

根据顾客戴镜后的不良配适现象，分析与脚套弯曲度相关的原因，并通过校配解决问题。

三、知识准备

脚套弯曲度产生的配适问题包括:不适合的弯曲度会使脚套与人体的局部接触,导致局部压迫感。理想的脚套的弯曲度应与顾客耳朵旁边的解剖形状吻合。脚套的配适如图 3-3-4-1 所示。

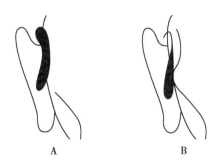

图 3-3-4-1　脚套弯曲度配适
A. 理想的脚套弯曲度;B. 不合适的脚套弯曲度

四、实施步骤

（一）实训准备
配装眼镜、烘热器。

（二）实训步骤
检查脚套弯曲度是否合适,并进行校配。

五、练习与评价

1. 按照实训步骤进行练习,完成与脚套弯曲度相关的校配,将结果填入表 3-3-4-1。

表3-3-4-1　与脚套弯曲度相关的校配训练记录表

单据编号	项目	现象	校配方法	备注
	脚套弯曲度			

店员:　　　　　　　　　　日期:

2. 完成练习任务后,根据训练情况进行考核评价,完成表 3-3-4-2。

表3-3-4-2　与脚套弯曲度相关的校配训练评价表

考评项目	考评标准	个人自评	小组互评	教师评分
职业素养(20 分)	1. 不迟到、不早退,按时出勤。（5 分）			
	2. 佩证上岗、仪容仪表规范。（5 分）			
	3. 文明用语、语言规范。（5 分）			
	4. 环境干净、整洁,符合职业标准。（5 分）			

续表

考评项目	考评标准	个人自评	小组互评	教师评分
关键能力（60分）	1. 全面做好实训的准备工作。（10分）			
	2. 认真进行实训。（10分）			
	3. 仔细记录结果。（10分）			
	4. 积极解决实训中遇到的问题。（10分）			
	5. 能和组员配合，共同完成互评工作。（10分）			
	6. 展现一定的组织协调能力。（10分）			
知识技能（20分）	1. 认真进行知识准备。（5分）			
	2. 能够运用正确的方法进行实训。（5分）			
	3. 具备归纳总结的能力。（5分）			
	4. 具备一定的语言表达能力。（5分）			
总评（100分）				
实训心得				

店员： 互评人： 日期：

六、常见问题

加热前应充分了解塑料镜架的材料和特性，适当加热镜腿塑料部分。

七、注意事项

要正确判断脚套弯曲度的理想配适，必要时调整后询问顾客的感受。

 情 境 小 结

脚套校配为眼镜校配的最后一步，决定整副眼镜的重心。如果脚套部分太松，会导致眼镜重心前移，眼镜滑落；如果太紧，会导致眼镜重心后移，顾客的鼻子会被鼻托压得很紧。脚套校配的顺序为：弯点长校配、垂俯角校配、垂内角校配、脚套弯曲度校配。

 练习题（单选题）

1. 弯点长太大会导致的配适问题是（　　）。
    A. 眼镜容易滑落   B. 镜腿上抬
    C. 脚套压迫耳朵与头的连接部位   D. 以上说法均不正确
2. 弯点长太小会导致的配适问题是（　　）。
    A. 眼镜容易滑落   B. 镜腿下滑
    C. 脚套压迫耳朵与头的连接部位   D. 眼镜不容易滑落

3. 关于弯点长的配适问题,以下说法正确的是(　　)。

　　A. 弯点长太大会导致眼镜容易滑落

　　B. 弯点长太小会导致镜腿上抬、脚套压迫耳朵与头部的连接部位

　　C. 理想的弯点位置为弯点要与耳上点重合

　　D. 以上说法均正确

4. 进行弯点长校配所需的工具有(　　)。

　　A. 烘热器　　　　　B. 圆嘴钳　　　　　C. 鼻托钳　　　　D. 以上说法均不正确

5. 垂俯角是(　　)与镜腿延长线之间的夹角。

　　A. 垂长　　　　　　B. 耳上点　　　　　C. 耳点　　　　　D. 弯点长

6. 垂俯角太大会导致的配适问题是(　　)。

　　A. 眼镜容易滑落

　　B. 顾客的耳朵与头部的连接部位被脚套"卡住"

　　C. 镜腿上抬

　　D. 眼镜不容易滑落

7. 关于垂俯角的配适问题,以下说法正确的是(　　)。

　　A. 垂俯角太小会导致眼镜容易滑落

　　B. 垂俯角太大会导致顾客的耳朵与头部的连接部位被脚套"卡住"

　　C. 垂俯角太大会导致顾客的鼻子被鼻托贴得很紧

　　D. 以上说法均正确

8. 进行垂俯角校配所需的工具有(　　)。

　　A. 烘热器　　　　　B. 圆嘴钳　　　　　C. 鼻托钳　　　　D. 以上说法均不正确

9. 垂内角太小会导致的配适问题是(　　)。

　　A. 眼镜容易滑落

　　B. 顾客的耳朵与头部的连接部位被脚套"卡住"

　　C. 鼻子被鼻托贴得很紧

　　D. 以上说法均不正确

10. 垂内角太大会导致的配适问题是(　　)。

　　A. 眼镜容易滑落

　　B. 顾客的耳朵与头部的连接部位被脚套"卡住"

　　C. 鼻子被鼻托贴得很松

　　D. 以上说法均正确

11. 关于垂内角的配适问题,以下说法正确的是(　　)。

　　A. 垂内角太小导致眼镜容易滑落

　　B. 垂内角太大会导致顾客的耳朵与头部的连接部位被脚套"卡住"

　　C. 垂内角太大会导致顾客的鼻子被鼻托贴得很紧

　　D. 以上说法均正确

12. 进行垂内角校配所需的工具有(　　)。

　　A. 烘热器　　　　　B. 圆嘴钳　　　　　C. 鼻托钳　　　　D. 以上说法均不正确

13. 脚套弯度不合适会导致的配适问题有(　　)。

　　A. 眼镜容易滑落

    B. 适合的弯曲度会使脚套与人体不能接触

    C. 不适合的弯曲度会导致局部压迫感

    D. 眼镜不容易滑落

14. 关于脚套弯曲度的配适问题,以下说法正确的是(　　)。

    A. 不适合的弯曲度会使脚套与人体的局部接触

    B. 不适合的弯曲度会导致局部压迫感

    C. 理想的脚套的弯曲度应与顾客耳朵旁边的解剖形状吻合

    D. 以上说法均正确

15. 垂内角校配所需的工具有(　　)。

    A. 烘热器　　　　B. 圆嘴钳　　　　C. 鼻托钳　　　　D. 以上说法均不正确

➤➤➤ 第四篇 眼镜维护

情境一 常用配件更换

情境描述

顾客张某,因眼镜保养不当,经常到眼镜店更换托叶螺丝等配件。店员根据张某要求更换了眼镜配件,并对更换情况进行记录,见表4-1-0-1。

表4-1-0-1 眼镜配件更换记录表

眼镜商品信息			
型号		尺寸	
颜色		材质	
维护项目			
□更换托叶	□更换防滑套	□更换螺丝	□更换尼龙丝
维护人		维护日期	

任务一 更换托叶和螺丝

一、学习目标

1. 认识常见眼镜托叶和螺丝。
2. 运用工具更换眼镜的托叶和螺丝。

二、任务描述

根据顾客眼镜情况,运用工具更换适合的托叶和螺丝,并填写更换记录表。

三、知识准备

（一）托叶

1. 卡式托叶　不需要螺丝安装的托叶,安装时直接将托叶卡到托叶箱内(图4-1-1-1)。

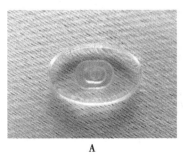 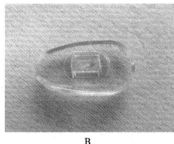 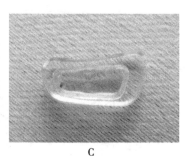

A　　　　　　　　　　B　　　　　　　　　　C

图4-1-1-1　卡式托叶
A. 椭圆形；B. 梯形；C. 异形

2. 螺丝式托叶　需要借助螺丝才能安装的托叶,是最常见的托叶,大部分眼镜采用这种托叶（图4-1-1-2）。

（1）塑料材质托叶

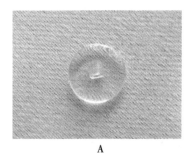 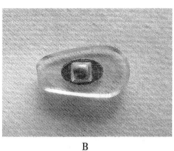 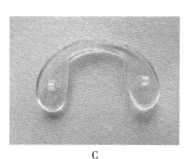

A　　　　　　　　　　B　　　　　　　　　　C

图4-1-1-2　螺丝式托叶
A. 圆形；B. 梯形；C. 拱形

（2）金属材质托叶　材质为金属,材料结实,外形美观（图4-1-1-3）。

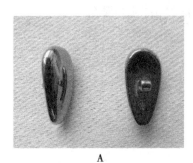 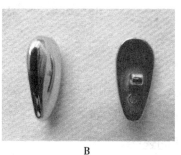

A　　　　　　　　　　　　B

图4-1-1-3　金属托叶
A. 金色；B. 银色

（3）插入式托叶 安装时直接插入托叶梗末端（图4-1-1-4）。

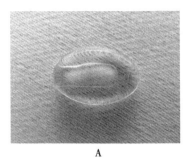 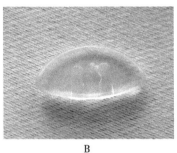 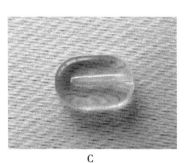

A B C

图4-1-1-4 插入式托叶
A. 扁芯；B. 双芯；C. 圆芯

（二）螺丝（图4-1-1-5）

1. 十字、一字螺丝

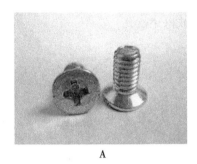 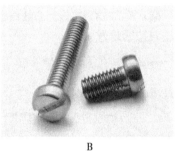

A B

图4-1-1-5 金属螺丝
A. 十字；B. 一字

2. 常用螺丝规格 见表4-1-1-1。

表4-1-1-1 常用螺丝规格

螺丝规格	安装部位	作用
1.0×3.6mm	托叶	用于固定螺丝式托叶
1.2×3.6mm		
1.4×3.2mm	镜圈	用于将镜片固定于镜圈上
1.4×3.0mm		
1.6×2.4mm	铰链	用于连接桩头和镜腿
1.6×3.0mm		

（三）安装工具

1. 镊子 用于夹取螺丝（图4-1-1-6）。

2. 十字、一字螺丝刀 用于拧螺丝。

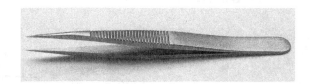

图 4-1-1-6　镊子

四、实施步骤

（一）实训准备

螺丝、托叶、镊子、螺丝刀、眼镜若干。

（二）实训步骤

1. 更换托叶（图 4-1-1-7）

（1）利用螺丝刀拆卸托叶。

（2）选择合适的托叶和螺丝。

（3）将托叶插入托叶箱，用镊子夹住螺丝放入螺丝孔。

（4）用螺丝刀拧紧螺丝。

（5）先右后左，更换另一只托叶。

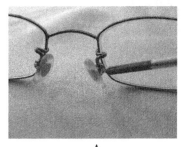
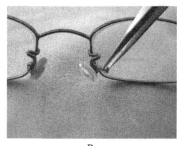
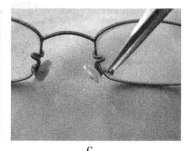

A　　　　　　　　　B　　　　　　　　　C

图 4-1-1-7　更换托叶
A. 拆托叶；B. 放托叶；C. 拧螺丝

2. 更换螺丝（图 4-1-1-8），以镜圈螺丝更换为例。

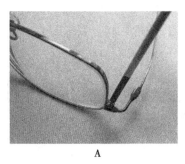
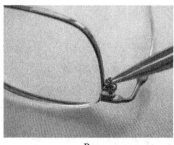
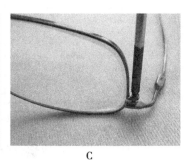

A　　　　　　　　　B　　　　　　　　　C

图 4-1-1-8　更换镜圈螺丝
A. 拆螺丝；B. 放螺丝；C. 拧螺丝

（1）利用螺丝刀拆卸镜圈螺丝。

（2）选择合适的螺丝。

（3）用镊子夹住螺丝放入螺丝孔。

（4）用螺丝刀拧紧螺丝。

五、练习与评价

1. 按照实施步骤进行练习,完成托叶和螺丝的更换,将结果填入表 4-1-1-2。

表 4-1-1-2　更换托叶和螺丝训练记录表

眼镜编号	项目	数量	备注
	更换托叶		
	更换螺丝		

维护人:　　　　　　日期:

2. 完成任务后,根据训练情况进行考核评价,完成表 4-1-1-3。

表 4-1-1-3　更换托叶和螺丝训练评价表

考评项目	考评标准	个人自评	小组互评	教师评分
职业素养(20 分)	1. 不迟到、不早退,按时出勤。(5 分)			
	2. 佩证上岗、仪容仪表规范。(5 分)			
	3. 文明用语、语言规范。(5 分)			
	4. 环境干净、整洁,符合职业标准。(5 分)			
关键能力(60 分)	1. 全面做好实训的准备工作。(10 分)			
	2. 认真进行实训。(10 分)			
	3. 仔细记录结果。(10 分)			
	4. 积极解决实训中遇到的问题。(10 分)			
	5. 能和组员配合,共同完成互评工作。(10 分)			
	6. 展现一定的组织协调能力。(10 分)			
知识技能(20 分)	1. 认真进行知识准备。(5 分)			
	2. 能够运用正确的方法进行实训。(5 分)			
	3. 具备归纳总结的能力。(5 分)			
	4. 具备一定的语言表达能力。(5 分)			
总评(100 分)				
实训心得				

维护人:　　　　　日期:　　　　　互评人:　　　　　日期:

六、常见问题

1. 操作不当造成螺丝溢扣,可换用长螺丝,用螺母重新固定。

2. 更换镜圈螺丝时,注意左右镜片不要装反,按先右后左顺序安装或将镜片做出标记。

3. 更换托叶时,螺丝不要拧得太紧,防止下次更换困难或螺丝帽脱落。

七、注意事项

1. 更换眼镜托叶或螺丝时,要征得顾客允许后再进行更换。如果更换成非原装螺丝时,需要妥善保管旧托叶或螺丝。

2. 某些眼镜的托叶可以不分上下方向进行安装,安装时应注意托叶大小头的方向一致(图4-1-1-9),向顾客解释好安装方向的问题,避免产生误会。

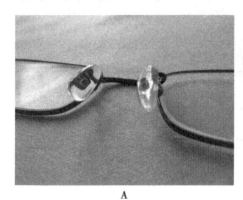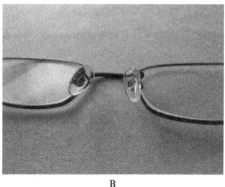

图4-1-1-9 托叶安装方向
A. 不一致(错误);B. 一致(正确)

八、拓展知识

1. 弹簧腿镜架更换螺丝时,采用阻力法或支撑法安装。具体操作:先装上穿钉,使铰链两部分同心,再别上一只长螺丝阻止弹簧回弹,之后进行更换(图4-1-1-10)。

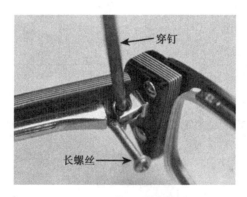

图4-1-1-10 更换弹簧镜腿螺丝

2. 目前市场上防滑托叶目前有两种,一种是气囊托叶,另一种是透气防滑托叶。前者侧重于防压痕,特别针对的是玻璃镜片的框架眼镜;后者侧重于树脂镜片的框架眼镜,不仅防压痕,同时独有鼻面中空设计,使皮肤排出的汗气充分挥发,保持皮肤干爽(图4-1-1-11)。

3. 更换眼镜架的托叶时要注意不能用工具划伤顾客的眼镜,要小心谨慎。

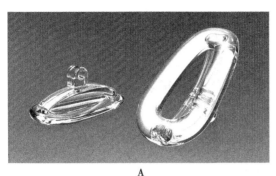 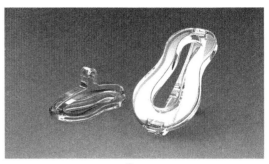

A   B

图4-1-1-11 透气防滑托叶
A. 梯形；B. 葫芦形

任务二 更 换 脚 套

一、学习目标

1. 认识常见脚套。
2. 运用工具更换眼镜的脚套。

二、任务描述

根据顾客眼镜情况,运用工具更换脚套,并填写更换记录表。

三、知识准备

1. 注塑圆孔脚套

(1) 加长脚套　加长部分可有效防止配戴眼镜时皮肤过敏(图4-1-2-1)。

(2) 短脚套　一般最为常见的脚套,适用于大部分眼镜架(图4-1-2-2)。

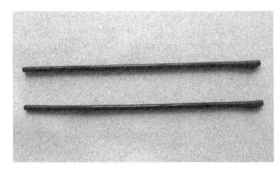 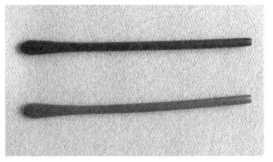

图4-1-2-1 注塑圆孔加长脚套   图4-1-2-2 注塑圆孔短脚套

2. 长方孔脚套(图4-1-2-3)

3. 硅胶脚套　硅胶材料柔软、配戴舒适,可防止过敏(图4-1-2-4)。

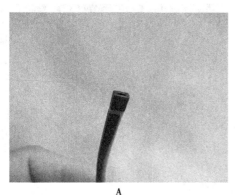 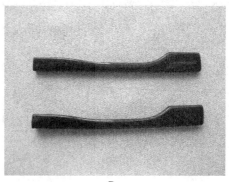

图 4-1-2-3　长方孔脚套
A. 脚套口；B. 脚套

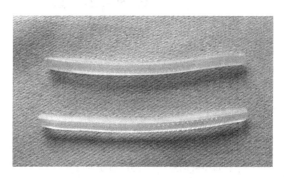

图 4-1-2-4　硅胶脚套

四、实施步骤

（一）实训准备
烘热器、脚套、眼镜若干。

（二）实训步骤（图 4-1-2-5）

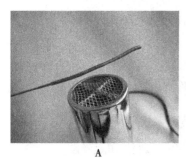 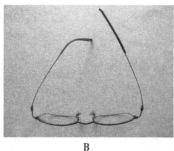 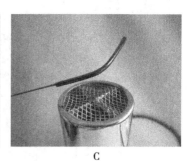

图 4-1-2-5　更换脚套
A. 弯直脚套；B. 更换脚套；C. 调整脚套

1. 利用烘热器将眼镜腿上的脚套加热，加热同时用手感觉加热温度，过热过冷都不适于拆卸脚套，以手感觉热但不烫为宜。

2. 将眼镜腿的脚套位置弯直,弯脚套金属芯角度时以能拔下脚套为准,不用过分追求直线。

3. 选择并安装上新的脚套。

4. 加热调整至镜腿弯度适当。

五、练习与评价

1. 按照实施步骤进行练习,完成脚套的更换,将结果填入表4-1-2-1。

表4-1-2-1　更换脚套训练记录表

眼镜编号	项目	数量	备注
	更换脚套		

维护人:　　　　　日期:

2. 完成任务后,根据训练情况进行考核评价,完成表4-1-2-2。

表4-1-2-2　更换脚套训练评价表

考评项目	考评标准	个人自评	小组互评	教师评分
职业素养(20分)	1. 不迟到、不早退,按时出勤。(5分)			
	2. 佩证上岗、仪容仪表规范。(5分)			
	3. 文明用语、语言规范。(5分)			
	4. 环境干净、整洁,符合职业标准。(5分)			
关键能力(60分)	1. 全面做好实训的准备工作。(10分)			
	2. 认真进行实训。(10分)			
	3. 仔细记录结果。(10分)			
	4. 积极解决实训中遇到的问题。(10分)			
	5. 能和组员配合,共同完成互评工作。(10分)			
	6. 展现一定的组织协调能力。(10分)			
知识技能(20分)	1. 认真进行知识准备。(5分)			
	2. 能够运用正确的方法进行实训。(5分)			
	3. 具备归纳总结的能力。(5分)			
	4. 具备一定的语言表达能力。(5分)			
总评(100分)				
实训心得				

维护人:　　　　　日期:　　　　　互评人:　　　　　日期:

六、常见问题

1. 更换镜架脚套时,使用烘热器加热时间过长,易造成脚套受热变形。

2. 金属镜架的镜腿芯末端尖锐,脚套卸下时易划伤手。

七、注意事项

1. 更换脚套时尽量选择与原脚套相近的颜色,保持颜色一致。

2. 顾客眼镜若已发生锈蚀,在拔除旧脚套时容易折断镜腿金属部分,不建议更换。

八、拓展知识

(一) 镜腿收缩膜

镜腿收缩膜是一种比较常用的镜腿保护方法,防止金属镜腿接触皮肤,产生过敏。

1. **收缩膜的常见种类** 收缩膜按宽度一般有 3mm、4mm、5mm、6mm 等规格,根据镜腿宽度不同,选择适合的宽度。

2. **收缩膜的安装步骤**(图 4-1-2-6)。

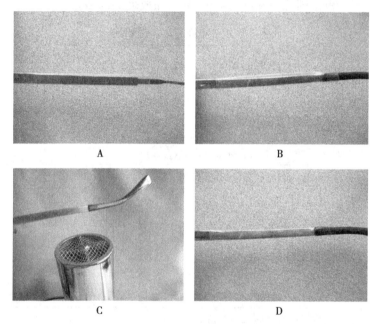

图 4-1-2-6　收缩膜套的安装步骤
A. 选择收缩膜;B. 安装收缩膜;C. 烘烤加热;D. 收缩完成

3. **安装时注意事项** 先涂擦机油(保证受力均匀、收缩一致,同时延长收缩膜使用时间);采用小火烘烤。

(二) 镜腿防滑套

安装在镜腿末端,起防滑作用的橡胶套。

1. **镜腿防滑套** 防滑套的常见种类,一般有大中小三种规格,腿宽度不同,选择适合的大小(图 4-1-2-7)。

2. **防滑套的安装位置**(图 4-1-2-8)。

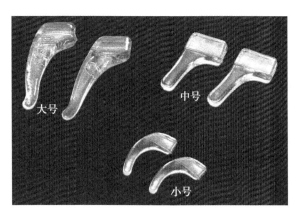

图 4-1-2-7　防滑套

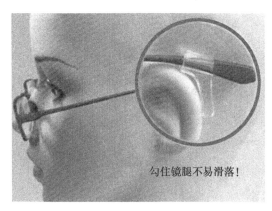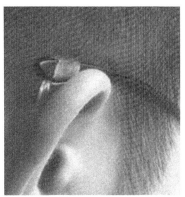

勾住镜腿不易滑落！

图 4-1-2-8　防滑套的安装位置

任务三　更换半框眼镜尼龙丝

一、学习目标

1. 认识常见半框眼镜尼龙丝。
2. 运用工具更换半框眼镜的尼龙丝。

二、任务描述

根据顾客眼镜情况,运用工具更换半框镜架尼龙丝,并填写更换记录表。

三、知识准备

1. 尼龙丝　用于半框眼镜固定镜片(图 4-1-3-1)。
2. 拉丝钩　钩住尼龙丝,拆下、安装镜片时使用(图 4-1-3-2)。
3. 塑料彩带　安装镜片时使用拉丝钩,有可能划伤镜片或手指,使用塑料彩带安装,更加安全(图 4-1-3-3)。
4. 尖嘴钳　用于尼龙丝的固定。
5. 剪刀　用于剪断尼龙丝。

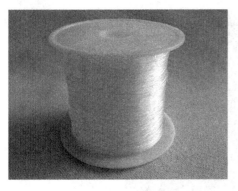

图4-1-3-1 尼龙丝

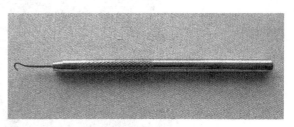

图4-1-3-2 拉丝钩

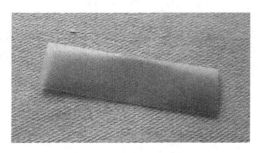

图4-1-3-3 塑料彩带

四、实施步骤

（一）实训准备

尼龙丝、尖嘴钳、剪刀、半框眼镜、塑料彩带若干。

（二）实训步骤

1. 拆卸旧尼龙丝（图4-1-3-4）

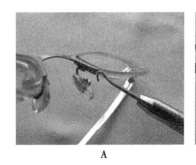
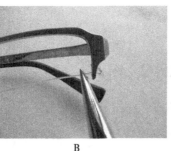
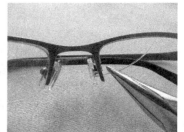

A   B   C

图4-1-3-4 拆卸旧尼龙丝
A. 钩尼龙丝；B. 拆尼龙丝；C. 拆另一端尼龙丝

2. 安装新尼龙丝（图4-1-3-5）

（1）选择合适的尼龙丝，用尖嘴钳将其紧固在镜圈一侧。

（2）将镜片放入镜圈槽内，沿镜片开槽位置移动尼龙丝确定长度，并剪断。

（3）用尖嘴钳将尼龙丝另一端固定在镜圈另一侧。

（4）用塑料彩带拉紧尼龙丝，调整眼镜片在镜圈中的位置，确保镜片稳定。

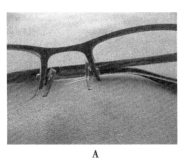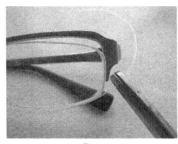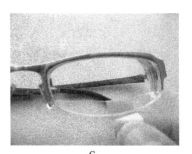

| A | B | C |

图4-1-3-5　安装新尼龙丝
A. 穿尼龙丝；B. 剪尼龙丝；C. 拉紧尼龙丝

五、练习与评价

1. 按照实施步骤进行练习，完成半框眼镜尼龙丝的更换，将结果填入表4-1-3-1。

表4-1-3-1　更换尼龙丝训练记录表

眼镜编号	项目	数量	备注
	更换尼龙丝		

维护人：　　　　　　日期：

2. 完成任务后，根据训练情况进行考核评价，完成表4-1-3-2。

表4-1-3-2　更换尼龙丝训练评价表

考评项目	考评标准	个人自评	小组互评	教师评分
职业素养（20分）	1. 不迟到、不早退，按时出勤。（5分）			
	2. 佩证上岗、仪容仪表规范。（5分）			
	3. 文明用语、语言规范。（5分）			
	4. 环境干净、整洁，符合职业标准。（5分）			
关键能力（60分）	1. 全面做好实训的准备工作。（10分）			
	2. 认真进行实训。（10分）			
	3. 仔细记录结果。（10分）			
	4. 积极解决实训中遇到的问题。（10分）			
	5. 能和组员配合，共同完成互评工作。（10分）			
	6. 展现一定的组织协调能力。（10分）			
知识技能（20分）	1. 认真进行知识准备。（5分）			
	2. 能够运用正确的方法进行实训。（5分）			
	3. 具备归纳总结的能力。（5分）			
	4. 具备一定的语言表达能力。（5分）			
总评（100分）				
实训心得				

维护人：　　　　　　日期：　　　　　　互评人：　　　　　　日期：

六、常见问题

1. 尼龙丝长度的确定需要反复练习、积累经验,防止过松造成镜片晃动,过紧造成拆卸困难或镜片崩边。

2. 柱镜镜片更换尼龙线后,需复核轴位以确定与原轴位一致。

七、注意事项

1. 安装尼龙丝时不能使用拉丝钩,防止划伤镜片。

2. 塑料彩带抽出时速度应慢一些,避免塑料丝夹在槽中。

任务四　更换无框眼镜胶粒

一、学习目标

1. 认识无框眼镜胶粒及更换工具。

2. 运用工具更换无框眼镜胶粒。

二、任务描述

根据顾客眼镜情况,运用工具更换无框眼镜胶粒,并填写更换记录表。

三、知识准备

1. 胶粒　用于无框眼镜的镜片固定(图 4-1-4-1)。

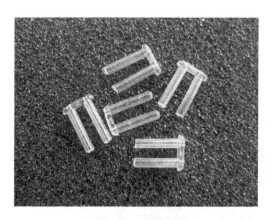

图 4-1-4-1　常用胶粒

2. 胶粒安装专用钳(图 4-1-4-2)。

3. 扩孔钉　扩大胶粒孔径便于安装(图 4-1-4-3)。

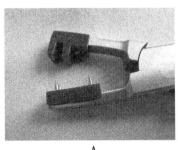 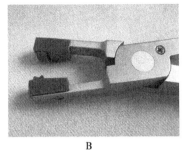 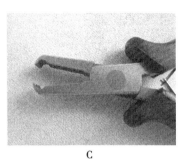

图 4-1-4-2 胶粒常用钳
A. 拆胶粒钳；B. 装胶粒钳；C. 剪胶粒钳

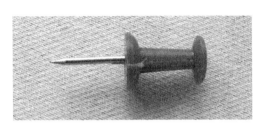

图 4-1-4-3 扩孔钉

四、实施步骤

（一）实训准备

胶粒专用钳、扩孔钉、眼镜、胶粒若干。

（二）实训步骤

1. 用剪胶粒钳剪断旧胶粒，用拆胶粒钳拔出眼镜的镜腿，用剪胶粒钳将残留胶粒清除干净（图 4-1-4-4）。

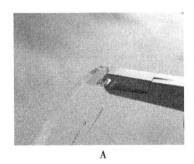 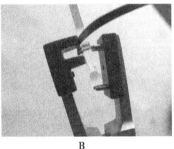 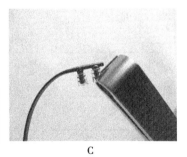

图 4-1-4-4 拆除胶粒
A. 剪断胶粒；B. 拆除镜片；C. 拆残余胶粒

2. 选择合适的胶粒并从镜片后表面向前表面穿出，用剪胶粒钳剪断多余部分，若需再次更换可用剪胶粒钳夹出胶粒（图 4-1-4-5）。

3. 用扩孔针将剪断的胶粒孔扩开，用装胶粒钳将镜腿突出部分装进胶粒，确保镜片稳

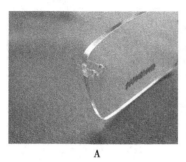
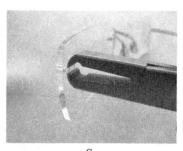

A   B   C

图4-1-4-5 安装胶粒
A. 穿胶粒;B. 剪胶粒;C. 拔胶粒

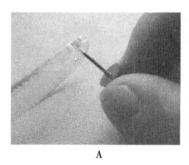
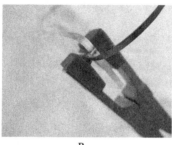
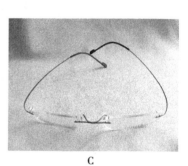

A   B   C

图4-1-4-6 固定胶粒
A. 扩孔;B. 摁胶粒;C. 检查稳定

定(图4-1-4-6)。

五、练习与评价

1. 按照实施步骤进行练习,完成无框眼镜胶粒的更换,将结果填入表4-1-4-1。

表4-1-4-1 更换胶粒训练记录表

眼镜编号	项目	数量	备注
	更换胶粒		

维护人: 日期:

2. 完成任务后,根据训练情况进行考核评价,完成表4-1-4-2。

表4-1-4-2 更换胶粒训练评价表

考评项目	考评标准	个人自评	小组互评	教师评分
职业素养(20分)	1. 不迟到、不早退,按时出勤。(5分)			
	2. 佩证上岗、仪容仪表规范。(5分)			
	3. 文明用语、语言规范。(5分)			
	4. 环境干净、整洁,符合职业标准。(5分)			

续表

考评项目	考评标准	个人自评	小组互评	教师评分
关键能力(60分)	1. 全面做好实训的准备工作。（10分）			
	2. 认真进行实训。（10分）			
	3. 仔细记录结果。（10分）			
	4. 积极解决实训中遇到的问题。（10分）			
	5. 能和组员配合，共同完成互评工作。（10分）			
	6. 展现一定的组织协调能力。（10分）			
知识技能(20分)	1. 认真进行知识准备。（5分）			
	2. 能够运用正确的方法进行实训。（5分）			
	3. 具备归纳总结的能力。（5分）			
	4. 具备一定的语言表达能力。（5分）			
总评(100分)				
实训心得				

维护人：　　　日期：　　　互评人：　　　日期：

六、常见问题

1. 剪下旧胶粒时，不能用力过大，会造成镜架金属部分折断。
2. 更换胶粒时，操作不熟练会使镜架金属部分不能垂直进入胶粒孔，需更换新的胶粒。
3. 若需拔出剪断后的胶粒，可用剪胶粒钳拔除。

七、注意事项

1. 使用专用工具剪断过长的胶粒部分，不能用指甲钳等工具，防止划伤镜片（图4-1-4-7）。

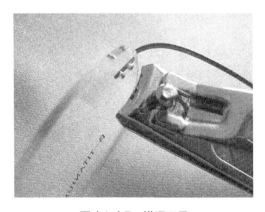

图4-1-4-7　错误工具

2. 胶粒更换前要仔细观察镜片开孔处是否产生裂痕，若有裂痕，要及时告知顾客，不要直接更换。

练习题(单选题)

1. 托叶的种类可分为(　　)。
　　A. 卡式托叶　　　　　　　　B. 螺丝托叶
　　C. 插入式托叶　　　　　　　D. 以上说法均正确

2. 顾客进入眼镜店维修眼镜,营业员为表示热情,要(　　)。
　　A. 直接更换旧托叶　　　　　B. 先征得顾客允许再更换旧托叶
　　C. 先更换再向顾客解释　　　D. 不更换旧托叶

3. 在进行眼镜螺丝安装时,螺丝拧的(　　)。
　　A. 越紧越好　　　　　　　　B. 松紧适中
　　C. 轻轻旋入螺丝即可　　　　D. 以上说法均不正确

4. 安装时直接将托叶卡到托叶箱内的托叶是(　　)。
　　A. 插入式托叶　　　B. 螺丝托叶　　　C. 卡式托叶　　　D. 以上说法均正确

5. 常见的卡式托叶形状有(　　)。
　　A. 椭圆形　　　　　　B. 梯形　　　　　　C. 异形　　　　　D. 以上说法均正确

6. 塑料材质的螺丝式托叶形状有(　　)。
　　A. 圆形　　　　　　　B. 梯形　　　　　　C. 拱形　　　　　D. 以上说法均正确

7. 常见的插入式托叶有(　　)。
　　A. 扁芯　　　　　　　B. 双芯　　　　　　C. 圆芯　　　　　D. 以上说法均正确

8. 以下(　　)是适用于托叶部位螺丝的规格。
　　A. 1.0mm×3.6mm　　　　　　B. 1.4mm×3.2mm
　　C. 1.6mm×2.4mm　　　　　　D. 1.6mm×3.0mm

9. (　　)是适用于镜圈部位螺丝的规格。
　　A. 1.0mm×3.6mm　　　　　　B. 1.4mm×3.2mm
　　C. 1.6mm×2.4mm　　　　　　D. 1.6mm×3.0mm

10. 常见的脚套有(　　)。
　　A. 注塑圆孔脚套　　B. 长方孔脚套　　C. 硅胶脚套　　D. 以上说法均正确

11. 更换脚套的正确顺序应该是(　　)。
①选择并安装合适的新脚套　②烤灯加热旧脚套　③弯直眼镜腿脚套位置　④适当调整镜腿弯度
　　A. ①②③④　　　　B. ③④①②　　　　C. ②③①④　　　D. ①④②③

12. 更换半框眼镜尼龙丝需要的工具有(　　)。
　　A. 尼龙丝　　　　　B. 拉丝钩　　　　　C. 塑料纸条　　　D. 以上说法均正确

13. (　　)用来连接桩头和镜腿。
　　A. 托叶　　　　　　B. 铰链　　　　　　C. 镜圈　　　　　D. 鼻梁

14. 更换无框眼镜镜架胶粒需要的工具有(　　)。
　　A. 胶粒　　　　　　　　　　B. 胶粒安装专用钳
　　C. 扩孔钉　　　　　　　　　D. 以上说法均正确

15. 更换半框眼镜尼龙丝正确的操作步骤为(　　)。
①选择合适的胶粒　②剪断旧胶粒并拔出镜腿、清理干净　③剪断胶粒多余部分
④新胶粒从镜片后表面向前表面穿出　⑤用扩孔钉扩开胶粒孔装进镜腿并确保镜片稳定
　　A. ①②③④⑤　　　　B. ③④①②⑤　　　C. ②③④①⑤　　　D. ②①④③⑤

情境二　清洁和包装

情 境 描 述

　　店员使用清洗器对检测合格的定配眼镜进行清洁并包装,并填写眼镜清洁包装记录表（表4-2-0-1）。

表4-2-0-1　眼镜清洁包装记录表

眼镜商品信息			
型号		尺寸	
颜色		材质	
项目			
□清洗		□包装	
店员		日期	

任务一　清 洗 眼 镜

一、学习目标

1. 认识常见眼镜清洗器。
2. 能用清洗器清洁眼镜。

二、任务描述

运用眼镜清洗器对眼镜进行清洗,并擦拭干净。

三、知识准备

超声波清洗器　用于清洗眼镜（图4-2-1-1）。

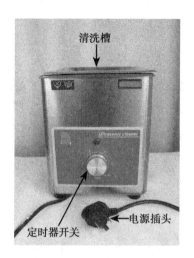

清洗槽

定时器开关

电源插头

图 4-2-1-1　超声波清洗器

四、实施步骤

（一）实训准备

清洗器、中性洗涤剂、眼镜、无尘纸、清水。

（二）实训步骤

1. 将清水和中性洗涤剂放入超声波清洗器的清洗槽内（图 4-2-1-2A）。

2. 接通电源，打开开关。

3. 将眼镜放入清洗槽内清洗（图 4-2-1-2B）。

4. 清洗完毕，将眼镜取出，用清水对眼镜上残留的中性洗涤剂进行冲洗。

5. 用无尘纸将眼镜擦拭干净（图 4-2-1-2C）。

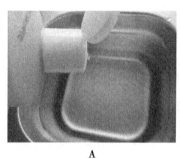

A

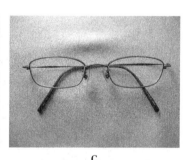

B

C

图 4-2-1-2　超声波清洗眼镜
A. 清洗准备；B. 清洗中；C. 清洗后

五、练习与评价

1. 按照实施步骤进行练习，完成眼镜清洗，将结果填入表 4-2-1-1。

表4-2-1-1 清洗眼镜训练记录表

眼镜编号	项目	数量	备注
	清洗眼镜		

维护人：　　　　　日期：

2. 完成任务后,根据训练情况进行考核评价,完成表4-2-1-2。

表4-2-1-2 清洗眼镜训练评价表

考评项目	考评标准	个人自评	小组互评	教师评分
职业素养(20分)	1. 不迟到、不早退,按时出勤。(5分)			
	2. 佩证上岗、仪容仪表规范。(5分)			
	3. 文明用语、语言规范。(5分)			
	4. 环境干净、整洁,符合职业标准。(5分)			
关键能力(60分)	1. 全面做好实训的准备工作。(10分)			
	2. 认真进行实训。(10分)			
	3. 仔细记录结果。(10分)			
	4. 积极解决实训中遇到的问题。(10分)			
	5. 能和组员配合,共同完成互评工作。(10分)			
	6. 展现一定的组织协调能力。(10分)			
知识技能(20分)	1. 认真进行知识准备。(5分)			
	2. 能够运用正确的方法进行实训。(5分)			
	3. 具备归纳总结的能力。(5分)			
	4. 具备一定的语言表达能力。(5分)			
总评(100分)				
实训心得				

维护人：　　　　　日期：　　　　　互评人：　　　　　日期：

六、常见问题

1. 偏光镜不适用超声波清洗器清洗。
2. 用无尘纸擦拭眼镜,避免使用眼镜布。

七、注意事项

1. 勤换清水和中性洗涤剂,防止污物沉淀。
2. 在清洗器工作时,勿用手直接捞取眼镜,避免触电。
3. 擦拭时,用手托住镜圈沿一个方向轻拭镜片,避免造成损伤。
4. 超声波清洗器长时间工作会造成槽内水温过高,容易损坏眼镜。

任务二 包装眼镜

一、学习目标

1. 辨识包装眼镜的方法。
2. 能正确包装眼镜。

二、任务描述

运用正确方法包装眼镜,并装入眼镜盒内。

三、知识准备

1. 眼镜布 用来包装眼镜。
2. 眼镜盒 用来存放眼镜。
3. 眼镜放置方法

(1) 眼镜摘下时,应置于远离小孩的地方,以免眼镜被摔坏或对小孩造成危害。在沐浴、桑拿或进行海水浴时,应将眼镜妥善保管,避免水气或海水对眼镜造成腐蚀侵害。

(2) 若将眼镜放在桌上,切勿使镜片凸面与桌面接触,以免镜面受到磨损。不要将眼镜放在太阳光直射的地方或暖气包上,以防镜架变形、褪色。

(3) 避免把老花镜放在阳光直接照射的地方,以防由于镜片的聚光作用而引起火灾。

(4) 较长时间不使用眼镜时,应将其放入镜盒内保存。

(5) 眼镜应避免与有机溶剂接触,避免接近高温处和火源。

(6) 为防止金属镜架被腐蚀和过早褪色,不可使眼镜接触酸、碱和腐蚀性气体。人体的汗液有一定的腐蚀作用;美容用品、防虫剂、药品或油漆等含化学成分的物品会使镜架褪色或变形,应及时清洗。

(7) 眼镜折放遵循先左(镜腿)后右(镜腿)的顺序,否则容易变形,佩戴不舒适。

(8) 双手摘戴眼镜。单手摘戴,眼镜容易变形。

四、实施步骤

(一) 实训准备

眼镜、眼镜布、眼镜盒若干。

(二) 实训步骤(图4-2-2-1)

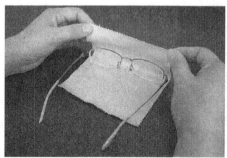
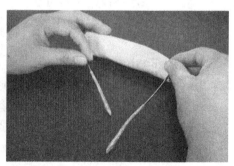

A   B

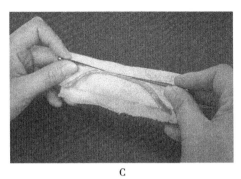
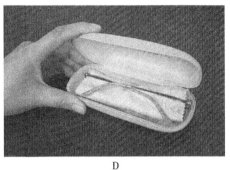

图 4-2-2-1　眼镜包装

五、练习与评价

1. 按照实施步骤进行练习,完成眼镜的包装,将结果填入表 4-2-2-1。

表 4-2-2-1　包装眼镜训练记录表

眼镜编号	项目	数量	备注
	包装眼镜		

维护人:　　　　　　　日期:

2. 完成练习任务后,根据实训情况进行考核评价,完成表 4-2-2-2。

表 4-2-2-2　包装眼镜训练评价表

考评项目	考评标准	个人自评	小组互评	教师评分
职业素养(20 分)	1. 不迟到、不早退,按时出勤。(5 分)			
	2. 佩证上岗、仪容仪表规范。(5 分)			
	3. 文明用语、语言规范。(5 分)			
	4. 环境干净、整洁,符合职业标准。(5 分)			
关键能力(60 分)	1. 全面做好实训的准备工作。(10 分)			
	2. 认真进行实训。(10 分)			
	3. 仔细记录结果。(10 分)			
	4. 积极解决实训中遇到的问题。(10 分)			
	5. 能和组员配合,共同完成互评工作。(10 分)			
	6. 展现一定的组织协调能力。(10 分)			
知识技能(20 分)	1. 认真进行知识准备。(5 分)			
	2. 能够运用正确的方法进行实训。(5 分)			
	3. 具备归纳总结的能力。(5 分)			
	4. 具备一定的语言表达能力。(5 分)			
总评(100 分)				
实训心得				

维护人:　　　　　　日期:　　　　　　互评人:　　　　　　日期:

六、常见问题

1. 眼镜盒中有异物,划伤镜片。
2. 镜腿折放顺序错误。

七、注意事项

眼镜的包装方法要统一。一些特殊形状的眼镜,如太阳镜,必须按照眼镜盒内规定的方向放置,否则无法扣紧镜盒。

 练习题(单选题)

1. 以下哪些眼镜不宜放入清洗器中进行清洗( )。
   A. 金属架眼镜　　　 B. 偏光镜　　　　 C. 塑料架眼镜　　　 D. 以上说法均正确
2. 以下说法不正确的是( )。
   A. 勤换清水和中性洗涤液,防止污物沉淀
   B. 在清洗器工作时,不要用手直接捞取眼镜,避免漏电
   C. 擦拭时,务必用手托住镜圈沿一个方向轻拭镜片,避免造成损伤
   D. 超声波清洗器可以长时间不间断地进行清洗工作
3. 清洗眼镜会用到以下( )仪器。
   A. 超声波清洗器　 B. 中性洗涤剂　　 C. 无尘纸　　　　　 D. 清水
4. 用清洗器洗完眼镜后,要用( )进行擦拭。
   A. 眼镜布　　　　　 B. 手帕纸　　　　 C. 无尘纸　　　　　 D. 宣纸
5. 用清洗器清洗眼镜,在清洗器中加入( )洗涤剂。
   A. 碱性　　　　　　 B. 中性　　　　　 C. 酸性　　　　　　 D. 以上说法均正确
6. 用清洗器洗完眼镜后,用无尘纸进行擦拭时要沿( )方向进行。
   A. 同一方向　　　　 B. 不同方向　　　 C. 任意方向　　　　 D. 以上说法均正确
7. 在清洗器工作时,( )捞取眼镜。
   A. 用手直接　　　　 B. 不能用手直接　 C. 用不用手均可　　 D. 以上说法均正确
8. 以下说法不正确的是( )。
   A. 眼镜摘下时,应放置于远离小孩的地方
   B. 若将眼镜放在桌上,切勿使镜片凸面与桌面接触,以免镜面受到磨损
   C. 避免把老花镜放在阳光直接照射的地方
   D. 较长时间不使用眼镜时,也不用将其放入镜盒内保存
9. 以下说法不正确的是( )。
   A. 眼镜应避免同有机溶剂接触
   B. 眼镜避免与高温处和火源接近
   C. 镜架不要沾着汗液
   D. 防虫剂、药品或油漆等含化学成分的物品不会使镜架退色或变形
10. 以下说法不正确的是( )。
    A. 大部分眼镜是先从左边镜脚轻轻折放
    B. 镜架取戴时可以用一只手进行

C. 放置眼镜时,镜片的凸面不要朝下放

D. 如不用时,尽量放入眼镜盒内

11. 有关眼镜的说法,以下不正确的是(　　)。

　　A. 在沐浴、桑拿或海水浴时,应妥善保管眼镜,避免水气或海水对眼镜造成腐蚀侵害

　　B. 眼镜放在暖气包上,镜架不会变形、退色

　　C. 避免把老花镜放在阳光直射的地方,以防镜片聚光而引起火灾

　　D. 如不用时,尽量放入眼镜盒内

12. 以下说法不正确的是(　　)。

　　A. 为防止金属眼镜架被腐蚀或过早褪色,眼镜不应接触酸、碱和腐蚀性气体

　　B. 人体的汗液有一定的腐蚀作用,所以镜架不要沾着汗液

　　C. 美容用品、防虫剂、药品或油漆等含化学成分的物品会使镜架褪色或变形

　　D. 眼镜沾上美容用品不用及时清洗

13. 关于折叠眼镜,以下说法错误的是(　　)。

　　A. 大部分眼镜是先从左边镜脚轻轻折放

　　B. 若从右边先折放,会导致镜架本身不平衡、歪斜

　　C. 折叠眼镜可以先左后右也可以先右后左

　　D. 长期先右后左折放眼镜,会致使戴上后不舒适

14. 镜架取戴时用(　　)进行。

　　A. 双手　　　　B. 左手　　　　C. 右手　　　　D. 以上说法均正确

15. 以下说法错误的是(　　)。

　　A. 眼镜应避免同有机溶剂接触,避免与高温处和火源接近

　　B. 镜架取戴时可以双手进行也可以单手进行

　　C. 不要将眼镜放在太阳光直射的地方,以防镜架变形、褪色

　　D. 较长时间不使用眼镜时,应将其放入镜盒内保存

参 考 文 献

1. 中华人民共和国国家质量监督检验检疫总局,中国国家标准化管理委员会.配装眼镜(第1部分):单光和多焦点(GB13511.1-2011).北京:中国标准出版社, 2012

2. 中华人民共和国国家质量监督检验检疫总局, 中国国家标准化管理委员会.配装眼镜(第2部分):渐变焦(GB13511.2-2011).北京:中国标准出版社, 2012

3. 中华人民共和国国家质量监督检验检疫总局, 中国国家标准化管理委员会.眼镜镜片(第1部分):单光和多焦点镜片(GB10810.1-2005).北京:中国标准出版社, 2006

4. 中华人民共和国国家质量监督检验检疫总局, 中国国家标准化管理委员会.眼镜镜片(第2部分):渐变焦镜片(GB10810.2-2006).北京:中国标准出版社, 2007

5. 中华人民共和国国家质量监督检验检疫总局, 中国国家标准化管理委员会.眼镜镜片及相关眼镜产品(第3部分):透射比规范及测量方法(GB10810.3-2006).北京:中国标准出版社, 2006

6. 中华人民共和国国家质量监督检验检疫总局.眼镜架 通用要求和试验方法(GB/T 14214-2003).北京:中国标准出版社, 2004

7. 武红.眼镜维修检测技术.北京:人民卫生出版社,2012

8. 闫伟.眼镜定配技术.北京:人民卫生出版社,2012

9. 中国就业培训技术指导中心.眼镜定配工(初级).北京:中国劳动社会保障出版社,2011

10. 中国就业培训技术指导中心.眼镜定配工(中级).北京:中国劳动社会保障出版社,2011

11. 中国就业培训技术指导中心.眼镜定配工(高级).北京:中国劳动社会保障出版社,2011

练习题参考答案

第一篇

情境一

1. A	2. D	3. A	4. A	5. A	6. A	7. B	8. A	9. D	10. A
11. C	12. C	13. D	14. B	15. D					

情境二

1. A	2. A	3. D	4. D	5. B	6. A	7. A	8. B	9. C	10. A
11. C	12. A	13. A	14. D	15. D					

情境三

1. B	2. A	3. D	4. B	5. B	6. C	7. A	8. D	9. C	10. A
11. C	12. D	13. A	14. A	15. D					

情境四

1. A	2. D	3. A	4. B	5. B	6. A	7. D	8. C	9. C	10. B
11. C	12. A	13. C	14. D	15. B					

第二篇

情境一

1. B	2. A	3. C	4. A	5. A	6. B	7. C	8. C	9. A	10. B
11. B	12. D	13. C	14. D	15. A					

情境二

1. D	2. A	3. C	4. A	5. B	6. D	7. C	8. B	9. C	10. C
11. B	12. D	13. C	14. A	15. C					

第三篇

情境一

1. A	2. D	3. D	4. B	5. B	6. C	7. D	8. D	9. B	10. D
11. B	12. A	13. A	14. A	15. A					

情境二

1. C	2. C	3. C	4. B	5. D	6. C	7. A	8. B	9. B	10. A
11. C	12. D	13. A	14. D	15. D					

情境三

1. A   2. C   3. D   4. A   5. A   6. B   7. D   8. A   9. A   10. B

11. D   12. A   13. C   14. C   15. A

第四篇

情境一

1. D   2. B   3. B   4. C   5. D   6. D   7. D   8. A   9. B   10. D

11. C   12. D   13. B   14. D   15. D

情境二

1. B   2. D   3. A   4. C   5. B   6. A   7. B   8. D   9. D   10. B

11. B   12. D   13. C   14. A   15. B